# ÉTUDE

SUR

# LES TROUBLES DE LA MICTION

DANS

# LES MALADIES DU SYSTÈME NERVEUX

PAR

## Le D<sup>r</sup> Paul GEFFRIER

Ancien interne lauréat des hôpitaux de Paris,
Ancien interne de l'hôpital des Enfants-Malades,
Médaille de bronze de l'Assistance publique,
Membre de la Société Clinique de Paris,
Membre correspondant de la Société Anatomique.

———

PARIS

O. BERTHIER, LIBRAIRE-EDITEUR

104, boulevard Saint-Germain.

1884

# ÉTUDE

SUR

# LES TROUBLES DE LA MICTION

DANS

## LES MALADIES DU SYSTÈME NERVEUX

PAR

## Le D<sup>r</sup> Paul GEFFRIER

Ancien interne lauréat des hôpitaux de Paris,
Ancien interne de l'hôpital des Enfants-Malades.
Médaille de bronze de l'Assistance publique,
Membre de la Société Clinique de Paris.
Membre correspondant de la Société Anatomique.

PARIS

O. BERTHIER, LIBRAIRE-EDITEUR

104, boulevard Saint-Germain.

—

1884

# ÉTUDE

SUR

# LES TROUBLES DE LA MICTION

DANS

# LES MALADIES DU SYSTÈME NERVEUX

## INTRODUCTION.

Je dois l'idée première de ce travail à mon cher maître le professeur Guyon, et c'est dans son enseignement que j'ai puisé les moyens de le mener à bien. Pendant que j'avais l'honneur d'être son interne à l'hôpital Necker, que de fois a-t-il attiré mon attention sur des malades qui venaient le consulter, se croyant atteints d'une maladie des voies urinaires, alors que l'examen le plus minutieux démontrait l'absence de toute espèce de lésion de l'appareil urinaire !

Les uns arrivaient avec une idée préconçue, due quelquefois, il faut bien le.dire, à la parole imprudente d'un médecin, et se croyaient atteints de la pierre, d'un rétrécissement.

D'autres, plus nombreux, accusaient simplement un symptôme, tel que la fréquence des mictions ou la douleur pendant la miction, ou une certaine difficulté à émettre ou à retenir l'urine.

Dans ses leçons cliniques sur les maladies des voies urinaires (1), le professeur Guyon revient à plusieurs reprises sur ces malades qu'il a baptisés du nom si heureux de « faux urinaires. »

Dans sa première leçon consacrée aux symptômes fonctionnels (p. 21), voici en quels termes il s'exprime relativement à ces malades :

« Nous ne pouvons aborder l'étude du symptôme : fré‑quence de la miction, tel que nous l'offrent les urinaires, qu'après vous avoir encore signalé un groupe d'individualités qui le présentent souvent et viendront non moins souvent se plaindre à vous de ce seul symptôme. Ils insisteront avec d'autant plus de tenacité, que pour leur esprit préoccupé et inquiet, l'envie fréquente d'uriner doit être l'irréfutable indice d'une maladie des voies urinaires.

« Je viens de désigner à votre attention toute cette classe si nombreuse, qu'on ne saurait ranger parmi les bien portants, qu'il convient moins encore de compter parmi les malades, qui se plaignent toujours et souffrent quelquefois, que vous ne pourrez que difficilement améliorer, que vous ne guérirez pas et que vous ne verrez d'ailleurs pas succomber, car ils sont atteints de cette maladie dont on ne guérit pas plus qu'on n'en meurt : de l'hypochondrie.

« Il est nécessaire que vous connaissiez bien ces malades qui, parmi les nombreuses affections dont ils craignent de se voir atteints, choisissent une maladie des voies urinaires. Ils désirent un traitement local avec d'autant plus d'ardeur qu'ils espèrent y trouver, d'une façon directe, un allégement qu'ils ont le plus souvent demandé en vain à de nombreuses médications. Le symptôme prédominant accusé par ce groupe de souffrants

(1) J.-C. Félix Guyon. Leçons cliniques sur les maladies des voies urinaires. Paris. J.-B. Baillère et fils, 1881.

est la fréquence de la miction. Vous le retrouverez tout aussi bien chez les névropathiques, et même chez les gens timides, scrupuleux, préoccupés, chez les sujets continents.

« Rien de plus vulgaire, d'ailleurs, que l'influence bien connue du système nerveux sur la sécrétion urinaire, et que les conditions où souvent elle s'exerce, alors qu'une émotion vive, qu'une préoccupation importante vous possèdent tout entier. Cet état passager, occasionnel, est celui qui se reproduit sous toute espèce d'incitation physique ou morale, chez les *impressionnables* dont je vous parle.

« Mais s'il est bon d'être en garde contre les affirmations des hypochondriaques, il convient aussi d'être averti que les malades qui se plaignent avec obstination et qui si souvent accusent un appareil ou un organe où il est vraiment impossible d'admettre la moindre lésion, ne sont pas pour cela indemnes d'autres modifications pathologiques. Nombre de fois des symptômes, tout à fait étrangers à ceux qui primitivement étaient sans cesse accusés, vous montreront qu'en réalité les hypochondriaques ont quelquefois raison de vouloir un contrôle médical.

« A côté des névropathes de toute classe que je viens de vous signaler, se placent un certain nombre de sujets atteints d'affections médullaires.

« Chez les ataxiques en particulier, des troubles de la miction sont souvent observés dans la première période de la maladie. Ils ont été signalés par M. le professeur Charcot. La fréquence de la miction est, dans ces cas, habituellement accompagnée d'une émission douloureuse des urines. Chez la plupart des malades que nous avons examinés, la fréquence se compliquait bientôt d'irradiations douloureuses dans les membres inférieurs, dans la région hypogastrique, le long des cordons spermatiques jusqu'à la région lombaire. Et ces irradiations leur paraissaient d'autant plus violentes qu'ils avaient moins rapidement obéi au besoin d'uriner. »

Il n'est pas nécessaire de faire d'autres citations pour montrer quelle importance M. le professeur Guyon attache à la connaissance de ces faits : il n'est pas de chirurgien ni même de médecin qui n'ait vu se présenter à lui des malades de ce genre. A la salle des voies urinaires de Necker, il ne se passe guère de semaine sans qu'on en voie un ou plusieurs; et comme le dit excellemment le professeur Guyon, ce ne sont pas toujours des malades imaginaires, beaucoup d'entre eux ont véritablement un trouble de la miction, mais l'exploration la plus méthodique et la plus complète ne permettent pas de constater l'existence de la moindre lésion, soit de l'urèthre, soit de la prostate ou de la vessie; force est donc de chercher ailleurs la raison d'un symptôme très réel dont se plaint le malade.

Eh bien, un interrogatoire habile, un examen approfondi permettront de constater que ces malades appartiennent tous, sans exception, à la pathologie nerveuse.

Cette constatation n'est pas d'une mince importance, et en effet, si ces malades tiennent à la pathologie urinaire par un symptôme fonctionnel, ils s'en éloignent absolument au point de vue de la thérapeutique, qui en somme est pour eux le point important.

Autant l'intervention chirurgicale, prudente et raisonnée, est féconde en heureux résultats dans la pathologie urinaire, autant elle serait déplorable si elle s'exerçait aveuglement pour combattre un symptôme dont la cause est au-dessus de sa portée.

Les malheureux « faux-urinaires » finissent presque toujours par tomber entre les mains de quelques soi-disant spécialistes qui leur prodiguent les drogues, les pommades, les cathétérismes ou les cautérisations, peu soucieux de faire un diagnostic qui est au-dessus de leurs forces, désireux avant tout de continuer pendant le plus longtemps possible des soins qui ne font qu'aggraver l'état du malade.

Mais sans aller si loin, les cas sont fréquents où des médecins dignes de ce nom se trompent de très bonne foi, et s'efforcent de combattre par un traitement local le symptôme qu'ils attribuent à une lésion locale.

Il est arrivé souvent, même à des chirurgiens distingués, d'être induits en erreur sur la véritable nature d'un trouble urinaire, et de faire, suivant les cas, soit la dilatation de l'urèthre, soit des cautérisations, soit même l'incision du col, alors qu'il n'y avait qu'un simple trouble fonctionnel lié à une affection du système nerveux encore à l'état latent.

Je veux m'efforcer, dans ce travail, d'empêcher de pareilles erreurs si préjudiciables à la santé du malade et à la réputation du médecin, en montrant quels sont les troubles de la miction qu'on pourra rencontrer dans les différentes maladies du système nerveux, étudiant en particulier ceux qui peuvent se montrer dès le début de l'affection nerveuse, ou avant même que celle-ci ait donné lieu à des symptômes caractéristiques.

Je tâcherai d'indiquer ce que ces troubles de miction présentent de particulier, ce qui les distingue des troubles dus à une lésion matérielle des voies urinaires, et enfin je montrerai que, dans bien des cas, l'étude attentive du trouble de miction pourra nous faire pressentir, souvent même diagnostiquer par avance, la maladie nerveuse dont il est un signe précoce.

Ce diagnostic n'apportera pas simplement la satisfaction platonique d'une difficulté résolue, mais il mènera à un double résultat pratique : d'abord, il empêchera les interventions chirurgicales intempestives ; en second lieu, il conduira à une thérapeutique rationnelle qui ne restera pas toujours sans résultats : pour ne parler que de l'exemple le plus probant, il n'est pas sans importance de reconaître, dès ses débuts, une affection médullaire de nature syphilitique, afin de la traiter à un moment où les lésions de la moelle sont encore en état de rétrocéder, au lieu d'attendre le moment où tous les symptômes venant rendre le diagnostic évident pour les yeux les moins clairvoyants, les lésions seraient devenues irréparables.

Tel est le but principal du travail que j'ai entrepris sur le conseil et avec l'appui de mon maître, M. le professeur Guyon ; si j'y réussis, je me sentirai trop récompensé du temps que j'y ai passé et de la peine que j'y ai prise.

Après avoir commencé à étudier mon sujet, je n'ai pas tardé à m'apercevoir, non seulement de la difficulté de ma tâche, mais aussi de son étendue; aussi ai-je dû me limiter à une partie du sujet, m'occupant exclusivement des troubles de la miction qui surviennent dans les cas de lésions du système nerveux; j'ai donc éliminé la classe pourtant si intéressante et si nombreuse des névropathes et hypochondriaques. On remarquera que j'ai mis l'hystérie à côté des maladies à lésion, c'est qu'au point de vue urinaire l'hystérie se comporte de la même façon qu'elles ; d'ailleurs, on a parfois découvert des lésions médullaires dans quelques cas d'hystérie très ancienne, et rien ne prouve qu'un jour on n'arrive pas, par les progrès de l'anatomie pathologique, à distraire complètement l'hystérie du cadre des névroses.

Parmi les autres maladies considérées encore aujourd'hui comme névroses, telles que la paralysie agitante, la maladie de Basedow, etc., je n'ai pas trouvé d'observations relatant des troubles de miction imputables à la maladie nerveuse, et les malades que j'ai pu observer moi-même n'en ont jamais présenté.

Il reste alors.une catégorie toute différente de malades : les hypochondriaques, ceux qu'à défaut d'appella-
tion plus claire, on définit du nom de névropathes ; enfin
les vésaniques de toutes sortes. Au point de vue urinaire, ces malades présentent des troubles un peu spéciaux, surtout si l'on veut remonter à leur pathogénie ;
à un point de vue plus général, c'est de la pathologie
mentale qu'ils ressortissent, et leur étude demande une
somme considérable de soin, de patience, et des connaissances un peu spéciales. J'avoue cependant que ce sujet
est plein d'attraits pour moi, et je me promets d'y revenir plus tard. Pour le moment, je me borne à la première
partie qu'on trouvera peut-être déjà un peu longue.

Le plan général de ce travail n'est pas sans présenter
quelques difficultés : désirant passer en revue, d'une façon aussi complète que possible, les troubles de miction
qui peuvent se produire dans toutes les maladies du système nerveux, devais-je prendre successivement chacune
de ces maladies si nombreuses, et montrer, dans chacune
d'elles, les symptômes qui peuvent se produire aux différentes périodes de leur évolution du côté de la fonction d'excrétion de l'urine? Cette énumération eût été
aussi longue que fastidieuse, et m'eût forcément obligé
à des redites, des répétitions sans nombre.

Il m'a semblé préférable de procéder autrement, et
j'espère, malgre la difficulté très grande qui résulte d'une
pareille méthode, y gagner en clarté, par suite de la com-
paraison constante et du rapprochement continuel des
différentes maladies dans lesquelles se rencontre un
même symptôme.

C'est par suite de ce rapprochement que j'espère arriver à tirer quelques enseignements importants au sujet
du mode de production de certains troubles de miction,
et contribuer ainsi, dans une certaine mesure, à éclaircir
quelque peu leur pathogénie.

Mais, après avoir fait œuvre d'analyse en étudiant séparément la séméiologie de chaque symptôme, il me paraît indispensable de faire un tableau synthétique rapide d'un certain nombre de maladies nerveuses dans lesquelles les troubles urinaires ont une importance si grande, qu'ils peuvent quelquefois dominer toute la scène morbide.

C'est ainsi que je serai amené à grouper dans un chapitre spécial tous les symptômes urinaires qui peuvent se rencontrer dans l'ataxie locomotrice, dans les diverses formes de paraplégie, dans l'hémiplégie, etc.

Il m'a semblé indispensable de commencer par un exposé de la physiologie de la miction, d'abord au point de vue purement mécanique, puis au point de vue de l'influence du système nerveux. Pour cette seconde partie de mon premier chapitre, j'ai mis à profit des expériences faites par des physiologistes, et n'ai point voulu expérimenter moi-même, estimant qu'en fait de physiologie du système nerveux, l'expérimentation était hérissée de tant de causes d'erreur, que les recherches que j'aurais pu faire d'une main novice n'eussent eu aucune valeur. Il m'a semblé préférable de m'en rapporter aux découvertes faites par des hommes tels que Budge, Giannuzzi, Kupressow, et de me contenter de tirer certaines conclusions des résultats de leurs expériences.

Je terminerai par les observations qui m'ont servi à écrire la partie clinique de ce travail ; bien qu'il y en ait quatre-vingt-quinze, on trouvera peut-être que c'est peu si on considère le grand nombre des maladies dont j'ai dû m'occuper, et la grande diversité des troubles de miction. Mais je dois prévenir ici, que je n'ai pu me servir de presque aucune des observations qui ont été publiées jusqu'à ce jour. J'en ai compulsé des milliers, dans toutes les thèses et mémoires traitant des maladies du système nerveux, et même dans celles où les troubles urinaires ont été mentionnés, ils sont constamment indiqués d'une manière si sommaire que je n'ai pu y puiser aucun renseignement utile : on n'y voit que ces deux mots, rétention ou incontinence, encore souvent ne sait-on s'il s'agit d'incontinence par regorgement. Il n'est question pour ainsi dire nulle part des différentes variétés de l'incontinence que j'ai été amené à admettre par l'examen des faits cliniques.

Presque toutes les observations ont donc été prises par moi-même, et j'ai mentionné l'origine de celles qui m'avaient été communiquées par quelques-uns de mes collègues que je tiens à remercier ici.

Les observations qui me sont personnelles ont été recueillies par moi dans différents services, en particulier à Bicêtre, où M. Debove a mis son service à ma disposition avec une bienveillance dont je ne saurais assez le remercier, et à Laënnec où, avec leur autorisation, j'ai puisé largement dans les services de mon excellent maître le professeur Ball, de M. le professeur Damaschino et de MM. Legroux, Ferrand et Nicaise ; enfin à la Salpêtrière, dans les services de M. le professeur Charcot, que je remercie pour l'accueil bienveillant qu'il m'a fait, et de M. Luys.

Il me reste un devoir de reconnaissance à remplir, et je suis heureux d'en trouver ici l'occasion, en témoignant toute mon affection et ma gratitude à mon président de thèse, M. le professeur Guyon, à M. le D<sup>r</sup> Millard, auprès duquel j'ai eu le bonheur de passer deux années, au début et à la fin de mes études médicales, enfin à ceux qui eux aussi m'ont appris ce que je sais, mes autres maîtres dans les hôpitaux : M. le professeur Ball et MM. Féréol, Labric et Gouguenheim ; pendant tout le cours de ma carrière, leurs enseignements resteront présents à ma mémoire, et leur souvenir à mon cœur.

Voici donc en quelques lignes la marche que j'entends
suivre dans cette étude:

1° Considérations physiologiques sur la miction.

2º Etude détaillée des différents troubles de la miction indépendants de toute lésion des organes urinaires,
troubles qui sont la conséquence plus ou moins directe
de la lésion nerveuse quelle qu'elle soit.

3° Application des recherches du chapitre précédent,
à celles des maladies nerveuses dans lesquelles les troubles de miction sont les plus fréquents et les plus importants.

(1) Ainsi que l'indique le titre de cette thèse, je ne m'occuperai
que de ce qui concerne la *miction*, c'est-à-dire l'*évacuation de l'urine
contenue dans la vessie*; on ne s'étonnera donc point de ne pas me
voir mentionner les faits de polyurie ou d'anurie de cause nerveuse
qui s'adressent à la fonction rénale et dans lesquels la miction n'a
rien à voir.

# PREMIÈRE PARTIE

## Physiologie de la miction.

Ce n'est pas sans un certain étonnement que j'ai constaté l'absence absolue de ce chapitre dans tous les traités de physiologie publiés en France, sauf dans celui de Küss et Duval.

Les recherches que j'ai faites à cet égard dans les recueils périodiques et dans les comptes rendus de sociétés savantes n'ont pas été couronnées de plus de succès.

Seul, le professeur Guyon, dans ses leçons sur les maladies des voies urinaires, consacre une leçon entière à la physiologie de la miction : il adopte l'opinion de Küss et y ajoute de nombreux développements (1) ; c'est à ces leçons de mon maître que j'emprunterai la plus grande partie de ce qui va suivre :

Je suppose le cas d'un homme dont les organes sont sains et dont la fonction s'accomplit d'une façon normale : la vessie est pleine d'urine, mais le sphincter vésical, doublé par le sphincter prostatique, ferme l'orifice de sortie. Cependant il vient un moment, où la distension du réservoir urinaire devient la cause d'une sensation particulière, celle du besoin de miction, qui paraît avoir son siège au niveau de la muqueuse du col vésical ; car, lorsque cette muqueuse est enflammée, la sensation du besoin est beaucoup plus intense, et se fait sentir d'une façon plus précoce, alors que la vessie ne contient

(1) F. Guyon. Leçons cliniques sur les maladies des voies urinaires. Paris, J.-B. Baillère, 1881. p. 714 et suivantes.

encore que peu de liquide. Cette sensation provoque au bout d'un certain temps, par une action réflexe que j'étudierai plus tard, une contraction des fibres lisses de la vessie. Cette contraction est assez faible, mais elle se répète, augmentant d'intensité à mesure que la réplétion du réservoir augmente, et elle devient bientôt suffisante pour vaincre la résistance du sphincter dont je parlais plus haut, quelques gouttes d'urine pénètrent dans la région prostatique de l'urèthre et y provoquent une sensation tout à fait spéciale : celle du besoin *pressant* d'uriner.

Il est facile de s'assurer par le cathétérisme que cette sensation est particulière à la muqueuse de la région prostatique, et ne se produit qu'à son niveau, car la boule de l'explorateur ou l'extrémité d'une sonde quelconque produit absolument cette même sensation de besoin *pressant*, qui commence exactement au moment où la boule exploratrice a dépassé la région membraneuse, et cesse sitôt qu'elle est arrivée au col de la vessie.

Cette sensation, par un nouvel arc réflexe, va mettre immédiatement en jeu un nouveau sphincter, celui de la région membraneuse de l'urèthre. Quelle que soit l'idée qu'on se fasse de ce sphincter, qu'on le regarde comme formé de fibres circulaires propres, ou comme constituant une dépendance du muscle de Guthrie ou du muscle de Wilson dont les fibres en écharpe viendraient rapprocher les parois opposées du canal, il reste ceci d'indéniable, c'est que ce sphincter est formé de fibres musculaires striées, soumises à la volonté, au moins dans une certaine mesure, et qu'il est infiniment plus puissant que les sphincters vésical et prostatique qui se laissent facilement forcer (1); ce sphincter de la région

(1) Voici la description que donne M. Cadiat du sphincter de l'urèthre et des muscles qu'on y rattache habituellement, d'après des

membraneuse de l'urèthre va donc se contracter et former une barrière longtemps infranchissable à l'urine ; n'oublions pas d'ailleurs que ses fibres sont striées, et qu'à la contraction réflexe, vient se joindre l'effort volontaire qui en augmente puissamment l'effet.

Cet effort volontaire n'a lieu que lorsque par une cause quelconque on retient son besoin d'uriner déjà impérieux.

Mais la contraction vésicale est intermittente, on pourrait la comparer à celle de l'utérus en travail ; elle cesse donc au bout d'un instant ; les fibres musculaires lisses et striées qui environnent la région prostatique de l'urèthre font alors rentrer dans la vessie le liquide qui s'était engagé dans cette région.

La lutte continue ainsi plus ou moins longtemps jusqu'à ce que la vessie, de plus en plus sollicitée par une réplétion croissante finisse par se contracter d'une façon continue ; l'urine alors séjourne dans la région prostatique, arrêtée seulement par la contraction déses-

coupes microscopiques faites chez des sujets nouveau-nés. Je dois dire que j'adopte complètement la manière de voir de M. Cadiat.

O. Cadiat. (In Journal de l'anat. et de la physiol. de Robin, janvier 1877.) Etude sur les muscles du périnée (Conclusions) :

I. Il n'y a pas de muscle strié correspondant à la description classique du muscle de Wilson. (Même conclusion de M. Paulet dans un article de la même année.)

II. L'urèthre, depuis le col de la vessie jusqu'au bulbe, est embrassé par un cylindre de fibres musculaires dont les unes sont striées, les autres lisses ; en beaucoup de points ces éléments sont mélangés.

Les fibres lisses occupent la partie supérieure et le col vésical ; au milieu d'elles se trouve intercalée la prostate. Chez la femme, vu l'absence de cette glande, le cylindre musculaire est continu.

Les fibres striées forment par leur ensemble une sorte d'étui taillé en bec de flûte par ses deux extrémités. Les deux extrémités effilées sont à la partie supérieure de l'urèthre, de façon qu'au-dessous du plancher uréthral les faisceaux striés sont en petit nombre. Cet étui musculaire embrasse par son extrémité vésicale une partie de la face pérée de la région membraneuse, et le besoin d'uriner est à son comble.

Si on vient à pratiquer le cathétérisme dans ces conditions, on verra le jet d'urine s'élancer sitôt que l'œil de la sonde aura dépassé la limite postérieure du sphincter de la portion membraneuse, sans que l'extrémité de la sonde ait encore atteint la vessie.

Le plus souvent les choses ne vont pas jusque-là, et nous cédons à la première sommation, mais je suppose qu'on veuille aller *jusqu'au bout* : bientôt la résistance de la région membraneuse elle-même sera vaincue, et une petite quantité d'urine s'écoulera, jusqu'à ce que la vessie soulagée par cette légère évacuation cesse de se contracter aussi violemment.

Mais, passant de l'état physiologique à l'état pathologique, je suppose que l'obstacle au cours de l'urine devienne invincible, alors la vessie, après avoir lutté pendant un certain temps, dépassera la limite de distension compatible avec le fonctionnement régulier de sa

supérieure de la prostate, par son extrémité bulbaire, il vient proéminer légèremeut sur le plan de l'aponévrose moyenne.

Les vaisseaux, artères et veines, sont situés en dehors de cette couche musculaire, et par conséquent, la circulation ne peut en aucune façon être influencée par elle.

Relativement au muscle de Guthrie (transverse profond) : « En résumé, il existe au périnée, entre les deux sphincters, celui de l'urèthre et celui de l'anus, une sorte de bande musculaire à fibres transversales. Ces fibres s'insèrent d'une part sur le raphé, de l'autre sur des faisceaux celluleux appartenant au tissu cellulaire du bassin ou des couches sous-cutanées, suivant le niveau auquel elles se trouvent. Une partie de ces fibres forment ce qu'on a appelé le transverse profond ; l'autre les transverses superficiels ; enfin les plus inférieures appartiennent au bulbo-caverneux. Cette couche musculaire ne peut avoir aucune action sur la circulation veineuse. »

Plus haut, M. Cadiat admet avec M. Sappey que ce muscle ne peut en aucune façon comprimer la région membraneuse de l'urèthre.

couche musculaire, qui cessera de pouvoir se contracter efficacement.

C'est ainsi que, dans certains cas où la vessie distendue atteint ou même dépasse l'ombilic, si on fait le cathétérisme, l'urine coule sans force et le jet ne prend quelque violence que si le patient contracte ses muscles abdominaux, ou bien lorsque l'évacuation est assez avancée pour que la vessie ait repris une dimension qui lui permette de se contracter efficacement. On pourrait appeler ce phénomène : paralysie de la vessie par surdistension.

Je reviens à l'étude de la miction telle qu'elle s'accomplit dans les conditions ordinaires, qui sont celles d'un besoin normal, non combattu depuis un temps plus ou moins long.

L'accollement des parois de l'urèthre offre déjà une certaine résistance au passage de l'urine, mais la principale résistance est due aux sphincters musculaires qui enveloppent l'urèthre depuis le col de la vessie jusqu'à la région bulbaire. Qu'on appelle tonicité cette action permanente, involontaire et inconsciante des sphincters, je ne discuterai pas sur le mot ; mais, admettant complètement les idées de Küss sur le rôle que joue l'élasticité de la fibre musculaire en général, lisse ou striée, je suis bien tenté d'admettre que c'est dans une large mesure *l'élasticité* de ces anneaux musculaires qui est en jeu, indépendamment de toute action, sous la dépendance du système nerveux. Bien des faits pathologiques, sur lesquels j'insisterai plus tard, donnent raison à cette manière de voir.

Quoiqu'il en soit, cette résistance au libre passage de l'urine exige qu'une force adjuvante vienne se joindre à la contraction vésicale, et c'est la contraction des muscles de la paroi abdominale, ainsi que du diaphragme, qui vient au début de la miction presser sur la vessie par l'intermédiaire de la masse intestinale. La miction commence donc par un léger phénomène d'effort ; elle se continue, à l'état normal, par la seule contraction vésicale ; mais à la fin de la miction, l'intervention des muscles abdominaux est de nouveau nécessaire, car le bas fond de la vessie est fixe et légèrement concave, surtout chez les sujets âgés ; il faut donc que la paroi supérieure de la vessie, comprimée par la masse intestinale, vienne s'appliquer exactement à la paroi inférieure concave, résultat que la seule contraction vésicale serait impuissante à obtenir.

Cette action des muscles abdominaux sur la miction est des plus importantes à connaître ; car, dans certains cas, l'action du muscle vésical se trouvant supprimée, des malades peuvent vider plus ou moins complètement leur vessie à l'aide des contractions de leurs muscles de l'abdomen.

Enfin, les dernières gouttes d'urine qui séjournent dans l'urèthre sont expulsées par les contractions répétées et volontaires du muscle bulbo-caverneux.

J'ai à dessein omis de m'étendre sur les actes réflexes par lesquels les différentes sensations qui ont pour point de départ la muqueuse vésicale, ou celle de la région prostatique de l'urèthre déterminent une contraction des fibres musculaires de la vessie, ou une contraction du sphincter de l'urèthre. C'est que cette question va m'entraîner actuellement à m'occuper de l'innervation de ces différentes parties et de l'influence des centres nerveux sur la miction, influence dont je n'ai pas besoin de faire ressortir l'importance sur le sujet que je me propose de traiter.

*Nerfs de la vessie.* — Il est nécessaire, avant d'étudier l'action des centres nerveux sur la miction, de jeter un coup d'œil sur l'innervation de la vessie : Les nerfs de cet organe viennent tous des deux plexus vésicaux qui émanent eux-mêmes des plexus hypogastriques droit et gauche situés d'une façon symétrique contre la partie latérale et inférieure du rectum et de la vessie chez l'homme, du rectum, du vagin et de la vessie chez la femme ; ils sont absolument distincts l'un de l'autre et n'échangeraient même pas d'anastomoses, d'après Cruveilher.

Les plexus hypogastriques sont formés : 1° par le plexus lombo-aortique qui se bifurque inférieurement pour se terminer dans chacun d'eux ; 2° par quelques filets du plexus mésentérique inférieur, émanation du précédent ; 3° par des filets des ganglions sacrés du grand sympathique, en particulier du troisième ; 4° par des rameaux des troisième et quatrième paires sacrées (2° et 3° d'après Budge qui d'ailleurs semble les considérer comme se rendant directement au plexus vésical, sans passer par le plexus hypogastrique).

Les plexus vésicaux, fournis par les plexus hypogastriques, se composent de filets nombreux et grêles ; ils sont situés de chaque côté du bas-fond de la vessie, en dehors des uretères, et se divisent en deux ordres : 1° en filets ascendants qui se portent sur les côtés de la vessie et se distribuent à toute sa portion supérieure ; 2° en filets horizontaux qui se dirigent d'arrière en avant sur les côtés du bas-fond de la vessie, en dehors du plexus veineux qui longe cette base, et s'irradient en filaments extrêmement grêles, dont les uns pénètrent dans l'épaisseur de la vessie et abondent surtout au niveau du col ; dont les autres, qui constituent ce qu'on a appelé aussi le plexus prostatique, contournent la prostate dans laquelle ils pénètrent. *Un des filets nerveux prostatiques peut être suivi jusque dans l'épaisseur de la portion membraneuse du canal de l'urèthre* (1).

(1) J. Cruveilher, 1845, 2° éd., t. IV, p. 705.

Je retiens ce fait important à noter que le corps de la vessie, son col, son sphincter et le sphincter de l'urèthre reçoivent des nerfs qui ont une commune origine.

Le reste de l'urèthre, à partir du bulbe, est innervé par le nerf honteux interne, qui a son origine dans les troisième et quatrième paires sacrées, qui concourent aussi à former le plexus hypogastrique. Dans l'épaisseur même des parois vésicales, Sappey signale la présence de plexus analogues à ceux de Meissner et d'Auerbach, dans l'intestin.

Il faut pousser plus loin et voir où aboutissent, et par quel chemin passent les filets nerveux soit sensitifs, soit moteurs qui se rendent à la vessie et aux sphincters. Cette question ne saurait être résolue par l'anatomie et la dissection ; c'est à la physiologie qu'il faut avoir recours ; c'est surtout aux recherches de Budge, et aux nombreuses communications qu'il a faites à ce sujet (1), que j'emprunterai ce qui va suivre :

Les expériences qui ont été faites par ce physiologiste, ainsi que celles qui ont été exécutées dans le même but par Giannuzzi et par Kupressow, ont eu lieu sur des chiens et des lapins, ce qui est important à spécifier, vu que chez ces animaux il y a sept vertèbres lombaires, et que la moelle se prolonge chez eux beaucoup plus bas que chez l'homme où elle ne dépasse guère, chez l'adulte, le niveau de la deuxième lombaire.

Je n'entrerai pas dans le détail de ces nombreuses expériences, je me bornerai à en citer les conclusions.

Dans un mémoire qui a été publié dans le journal de Henle et Pfeufer, et qui a été le sujet de deux communications à l'Académie des sciences de Paris (21 septembre 1863), Budge termine par les propositions suivantes :

(1) J. Budge. Sur l'excitabilité des cordons antérieurs de la moelle. Pflugers Archiv fur physiologie, t. II, p. 211.

1° Les seuls nerfs moteurs de la vessie, qui sont connus jusqu'à présent, se trouvent dans le troisième et le quatrième nerf sacré.

2° Les nerfs sensibles de la vessie communiquent par les nerfs sympathiques lombaires, et de là par les rami-communicantes, avec la moelle épinière, et produisent les mouvements réflexes de la vessie.

Dans une communication ultérieure (Académie des sciences, 21 mars 1864), Budge modifiait ainsi qu'il suit sa première proposition :

« Il y a donc différentes routes pour les fibres ner-
« veuses *motrices* de la vessie : l'une est dans les racines
« antérieures des troisième et quatrième paires sacrées,
« l'autre est dans le plexus hypogastrique ; celle-là peut
« être excitée de deux côtés : 1° du côté du cerveau ; 2° du
« côté des nerfs sensibles de la vessie. Du cerveau jus-
« qu'aux nerfs sacrés, la jonction a lieu par le cordon
« antérieur de la moelle épinière ; des nerfs sensibles de
« la vessie, les rameaux anastomotiques entre ce plexus
« et le nerf grand-sympathique lombaire, par les rami-
« communicantes, et enfin par les racines postérieures
« des nerfs lombaires pour aller à la moelle épi-
« nière (1). »

Dans un article paru en 1872 dans les Archives de Pflüger (2), Budge avoue que des recherches plus com-plètes sont venues lui démontrer l'inexactitude de cette dernière description du trajet des filets moteurs de la vessie, et confirme qu'ils sont tous fournis par les branches antérieures des nerfs sacrés.

Telle n'est pas absolument l'opinion de Giannuzi qui,

_______

(1) Le mémoire adressé par Budge à l'Académie des sciences étant écrit en Français, je n'ai pas cru devoir modifier la tournure alle-mande des phrases, qui les rend parfois peu compréhensibles.

(2) Sur la physiologie du sphincter vésical. J. Budge, in Pfluger's Archiv., 1872, t. VI, p. 306.

dans ses recherches sur les nerfs moteurs de la vessie sur le chien, arrive aux conclusions suivantes :

1º Il y a deux espèces de nerfs différents qui vont à la vessie : les uns proviennent de la moelle épinière ; ils vont directement constituer le plexus hypogastrique pour se rendre ensuite à la vessie ; les autres, qui prennent aussi leur origine dans la moelle épinière, traversent, avant d'aller au plexus hypogastrique, le grand sympathique latéral et ses ganglions mésentériques.

2º La différence qu'on observe entre l'excitation de ces deux espèces de nerfs ne porte pas sur la forme ni sur le lieu de la contraction, mais bien sur l'intensité et la rapidité de cette contraction. En effet, tandis que les nerfs qui se rendent directement de la moelle à la vessie déterminent une contraction rapide et énergique, les nerfs rachidiens qui ne se rendent à la vessie qu'après s'être unis au grand sympathique, ne présentent qu'une action lente et faible, et il faut, pour obtenir la contraction, une excitation plus forte (1).

Giannuzzi signale, au cours de ses expériences, que les contractions qui résultaient de l'excitation des nerfs qui vont à la vessie, après avoir traversé les ganglions du sympathique, étaient accompagnées d'une très forte douleur. Ce fait me semble donner raison à Budge, qui considère ces nerfs comme exclusivement sensitifs, et regarde la contraction qui suit leur excitation comme un phénomène réflexe analogue à celui qui se produit sous l'influence de l'excitation de la muqueuse vésicale ; si ces nerfs sont sectionnés, c'est l'excitation de leur bout central qui produit à la fois douleur et contraction de la vessie, tandis que l'excitation du bout périphérique ne donne aucun résultat.

De plus, les expériences de Budge, comme celles de

(1) J. Giannuzzi. Recherches physiologiques sur les nerfs moteurs de la vessie, in Archives de physiologie. 1863, t. VI, p. 22.

Oehl, prouvent qu'on peut produire des contractions vésicales par effet réflexe, en excitant le bout central d'un nerf sensitif ou d'un nerf mixte (trijumeau, pneumogastrique), ou même en plaçant les électrodes d'une machine d'induction sur un organe doué d'une vive sensibilité, comme l'œil ou la muqueuse pituitaire. On sait d'ailleurs, par des observations faites sur l'homme, que la douleur provoque facilement des contractions de la vessie.

*Influence de la moelle. Centre génito-spinal.* — La moelle épinière sert à la fois, par ses cordons antérieurs, de conducteur aux incitations motrices venues de plus haut, et, par son axe gris, de centre pour les actions réflexes qui ont leur point de départ à la muqueuse vésicale ou prostatique et leur terminaison dans les fibres musculaires vésico-uréthrales.

Laissant pour un moment de côté la moelle envisagée comme conducteur, ce qui viendra plus à sa place avec l'étude des centres encéphaliques, je vais étudier l'action de la moelle considérée comme centre d'actions réflexes relativement à la vessie :

Budge, a le premier, décrit le centre génito-spinal qu'il a ainsi nommé, parce qu'il tient aussi sous sa dépendance les actes génitaux. Sa première communication, à ce sujet, date de 1858, et il a complété et défendu sa théorie dans de nombreux travaux ultérieurs. De ses très nombreuses expériences, faites sur des chiens et des lapins, il résulte qu'il existe un centre pour les réflexes vésicaux situé environ au niveau de la 4ᵉ vertèbre lombaire.

Budge avait remarqué que l'excitation d'un grand nombre de points du système nerveux donnait lieu à des contractions vésicales, et en particulier, l'excitation des cordons antérieurs dans toute leur hauteur ; mais il crut pouvoir fixer la région de la moelle qui se trouve au niveau de la 4ᵉ lombaire comme centre des nerfs de la vessie.

« J'arrivai à ce résultat, dit-il, en excitant place par place la moelle lombaire de lapins, et je trouvai qu'au niveau de la 4ᵉ vertèbre lombaire, chaque excitation réagissait au maximum (1). »

Kupressow assigna une autre situation au centre vésical : il admit qu'il se trouvait entre la 5ᵉ et la 6ᵉ vertèbre lombaire (entre la 6ᵉ et la 7ᵉ, d'après Masius) (2).

Je n'entreprendrai pas de résumer la longue réfutation des conclusions de Kupressow, par Budge, d'autant plus que de la lecture attentive des travaux de ces deux physiologistes, il ressort que leurs recherches n'ont pas porté absolument sur le même objet : Budge, en effet, a surtout cherché, dans ses expériences, le centre spinal des contractions de la vessie, y plaçant par surcroît, sans paraître s'en préoccuper beaucoup, le centre du sphincter uréthral.

Kupressow, au contraire, ne s'est guère occupé que de ce dernier centre, et voici par quelle ingénieuse expérience il est parvenu à le localiser à peu près entre la 5ᵉ et la 6ᵉ vertèbre lombaire :

La vessie étant mise à nu chez des lapins, une canule est fixée dans un des uretères, elle communique avec un tube gradué dans lequel on peut faire varier la hauteur de la colonne d'eau après réplétion complète de la vessie. Par surcroît de précaution, on emploie de l'eau tiède, et la canule, liée dans l'uretère, porte un robinet latéral, afin que l'eau refroidie pût être rapidement évacuée et

---

(1) Julius Budge. Sur la physiologie du sphincter vésical, in Pflugers Archiv., 1872, t. VI, p. 306.

(2) Kupressow. Physiologie du sphincter de la vessie. Dissertation inaugurale. Saint-Pétersbourg, décembre 1870. Extrait in Pflugers Archiv., 1871, t. V.

remplacée par de l'eau tiède. Les animaux mis en expérience ont été opérés de façon à ne causer qu'une très faible perte de sang, et la moelle a été sectionnée après l'ablation d'une seule vertèbre.

Puis Kupressow coupe la moelle à des niveaux différents et observe la hauteur de la colonne d'eau nécessaire pour que le liquide commence à s'écouler par l'urèthre, avant et après la section de la moelle. Faisant d'une pierre deux coups, dans un certain nombre de cas, il incise la portion membraneuse de l'urèthre, et note le chiffre de la colonne d'eau nécessaire pour amener l'écoulement avant et après cette incision.

Je reproduis ici le tableau résumant 19 expériences, car il y a de nombreuses et intéressantes conclusions à en tirer :

De ce tableau il résulte que :

1° Lorsque la section de la moelle a porté au niveau de la 4e vertèbre lombaire ou au-dessus, la résistance du sphincter a été la même qu'avant toute section ;

2° La section de la moelle au niveau des 5e, 6e et 7e vertèbres lombaires a donné lieu à un abaissement considérable dans la hauteur de la colonne d'eau nécessaire pour que l'eau commençât à s'écouler par l'urèthre, la hauteur de cette colonne a été sensiblement la même, quel que fût le point sur lequel eût porté la section entre la 5e et la 7e lombaire, mais Kupressow note expressément que, lorsque la moelle fut sectionnée au niveau de la 5e vertèbre lombaire, la tonicité ne diminuait que peu à peu ; si, au contraire, la section portait au niveau de la 6e ou encore plus bas, la tonicité était immédiatement supprimée ;

3° Toutes les fois que la section de la moelle a été faite au niveau de la 5e lombaire ou au-dessous, la hauteur de la colonne d'eau a peu varié d'un sujet à l'autre (de 10 à 16 centimètres) et, chez un même sujet, cette

Hauteur (en centimètres) de la colonne d'eau nécessaire pour que l'eau commence
à s'écouler par l'urèthre (d'après Kupressow).

| SEXE des LAPINS. | AVANT SECTION DE LA MOELLE. | | | III. APRÈS LA SECTION DE LA MOELLE. | | DIFFÉRENCE entre I et III. | IV après la mort. | DIFFÉRENCE | |
| --- | --- | --- | --- | --- | --- | --- | --- | --- | --- |
| | I. Sans inciser l'urèthre. | II. Après incision de l'urèthre. | Différence entre I et II. | N° de la vertèbre lombaire. | | | | Entre I et IV. | Entre III et IV. |
| 1 Mâle | 47 | » | » | Entre 1ʳᵉ et 2ᵉ lombaire | » | » | 12 | 35 | » |
| 2 — | 42 | » | » | 2ᵉ lombaire | 42 | 0 | 10 | 32 | 32 |
| 3 Femelle | 40 | » | » | 2ᵉ lombaire | 40 | 0 | 13 | 27 | 27 |
| 4 — | 58 | » | » | 3 à 4 | 56 | 2 | 10 | 48 | 46 |
| 5 — | 38 | » | » | 4 | 40 | -2 | 10 | 28 | 30 |
| 6 — | 54 | » | » | 5 | 14 | 40 | 14 | 40 | 0 |
| 7 Mâle | 42 | » | » | 5 | 14 | 28 | 14 | 28 | 0 |
| 8 Femelle | 52 | » | » | 6 | 14 | 38 | 14 | 38 | 0 |
| 9 Mâle | 40 | » | » | 6 à 7 | 12 | 28 | 12 | 28 | 0 |
| 10 Femelle | 38 | » | » | 7 | 10 | 28 | 8 | 30 | 2 |
| 11 Mâle | 42 | » | » | 7 | 14 | 28 | 14 | 28 | 0 |
| 12 — | 42 | 24 | 18 | 7 | 16 | 26 | 16 | 26 | 0 |
| 13 — | 42 | 22 | 20 | 6 | 14 | 28 | 12 | 30 | 2 |
| 14 — | 38 | 24 | 14 | 6 | 16 | 22 | 16 | 22 | 0 |
| 15 — | 56 | 34 | 22 | 6 | 16 | 40 | 14 | 42 | 2 |
| 16 — | 38 | 22 | 16 | 6 | 14 | 24 | 14 | 24 | 0 |
| 17 Femelle | 44 | 36 | 8 | 6 | 16 | 28 | 16 | 28 | 0 |
| 18 — | 50 | 38 | 12 | 6 à 7 | 14 | 36 | 14 | 36 | 0 |
| 19 — | 36 | 28 | 8 | 6 | 14 | 20 | 14 | 22 | 2 |

hauteur était sensiblement la même que celle qui fut nécessaire après la mort, où toute tonicité musculaire avait évidemment disparu ; ces chiffres expriment donc la résistance opposée à l'écoulement du liquide par la seule élasticité des sphincters.

4° Des huit expériences dans lesquelles il a incisé le sphincter de l'urèthre en respectant le sphincter vésical proprement dit, Kupressow se croit en droit de conclure que les fibres circulaires du col de la vessie, aussi bien que celles de l'urèthre, contribuent à fermer la vessie, mais que leur importance relative varie avec les animaux, les fibres musculaires de l'urèthre jouant un rôle plus important chez les mâles que les femelles.

En effet, tandis que chez les mâles, après incision de l'urèthre, la colonne d'eau nécessaire à faire commencer l'écoulement du liquide de la vessie diminuait de presque moitié, chez les femelles, dans les mêmes conditions, la diminution de la colonne d'eau n'était que d'environ un quart.

J'avoue que je n'accorde pas une grande importance à l'objection de Budge, qui, pour sa part, nie que les fibres circulaires du col vésical aient une influence quelconque sur l'occlusion du réservoir, et prétend que, dans les expériences de Kupressow, si, après avoir fendu l'urèthre, il a fallu une pression d'eau notablement plus considérable qu'après la mort ou la section médullaire, ce n'est pas que les fibres circulaires du col opposassent de la résistance à l'écoulement du liquide, mais le canal étant fendu, ses bords peuvent encore se rejoindre et les muscles se contracter, l'incision serait alors de peu d'importance.

Pour moi, qui admets l'existence du sphincter vésical nié par Budge, je ferai l'objection suivante qui me paraît plus sérieuse, c'est que Kupressow ne semble pas tenir compte de la structure striée du muscle qui constitue le sphincter uréthral, et de l'influence évidente de la volonté sur sa contraction. Dans ses expériences, il ne met en jeu que la tonicité de ce sphincter, son état de contraction réflexe, mais cette contraction peut devenir beaucoup plus considérable quand la volonté s'en mêle.

5° Enfin, pour faire rendre à ce tableau tout ce qu'on peut en tirer, je ferai la remarque suivante, peu importante d'ailleurs, c'est que, chez le lapin tout au moins, l'occlusion de la vessie paraît plus parfaite chez les femelles que chez les mâles, puisque, avant toute lésion de la moelle ou de l'urèthre, chez les dix animaux mâles mis en expérience, la hauteur de la colonne d'eau nécessaire pour que le liquide commençât à s'écouler par l'urèthre, a été en moyenne de 42 cent. 9, tandis que la moyenne pour les neuf femelles s'est élevée à 45 cent. 5. On sait qu'il n'en est pas de même dans l'espèce humaine.

Cette remarque m'amène à rappeler que toutes ces expériences, celles de Budge, comme celles de Giannuzzi ou de Kupressow ont été faites sur des chiens ou des lapins, et qu'elles ne sont applicables que par analogie à l'homme, dont la moelle s'arrête au niveau de la 2e vertèbre lombaire.

On peut cependant en conclure, avec toute apparence de raison, qu'il existe aussi chez l'homme deux zones de la moelle, situées vers sa partie terminale, qui jouent le rôle de centre des actions réflexes, 1° de la vessie, 2° du sphincter de l'urèthre; le premier étant situé à un niveau un peu plus élevé que le second.

Y aurait-il moyen de préciser davantage la localisation de ces centres ? Je crois que oui.

On pourrait d'abord répéter les expériences de Budge et de Kupressow, sur des singes, et les résultats qu'on obtiendrait seraient certainement plus rapprochés de ce qui se passe chez l'homme, que ceux obtenus chez des mammifères dont la conformation générale s'éloigne autant de celle de l'homme que celle des animaux mis en expérience.

Mais je pense que c'est surtout à la clinique qu'il est réservé de résoudre ce problème physiologique; c'est en observant et notant avec soin toutes les observations de lésions de la moelle dans son segment inférieu r, en particulier celles dont le siège précis peut être déterminé exactement, soit pendant la vie, soit après la mort, comme les traumatismes : plaies de la moelle, compression par fracture, luxation ou tumeur, comme les hémorrhagies médullaires, etc.; c'est en mettant en regard les symptômes observés du côté de la miction, qu'on pourra fixer avec certitude, le siège du centre vésical et celui de son antagoniste, le centre du sphincter uréthral.

J'emploie ce mot, centre, parce qu'il est consacré par l'usage, mais je me permettrai de faire observer que tout phénomène réflexe exigeant l'intervention d'un petit groupe de cellules de la substance grise de la moelle où aboutissent les filets nerveux sensitifs, et d'où partent les filets moteurs destinés à compléter l'arc réflexe, il faudrait considérer l'axe gris de la moelle comme comprenant une multitude de centres superposés ou même juxtaposés, et correspondant à tous les actes réflexes si nombreux qui se passent dans l'organisme entier.

En dehors de ces centres dont l'étude m'a retenu un peu longtemps, ce que justifie leur importance, il me restera peu de chose à dire relativement à la moelle épinière. Je me contenterai d'indiquer que dans les cordons antérieurs se trouvent les conducteurs des incitations motrices venues des parties supérieures des centres nerveux à l'adresse de la vessie et de ses sphincters.

Ce fait qu'on aurait pu affirmer à priori, est mis hors de doute par les expériences de Budge (1).

L'excitation des cordons antérieurs sur toute la hauteur de la moelle, donne lieu à des contractions vésicales moins prononcées cependant que si l'excitation porte au niveau du centre dit génito-spinal. La moelle étant sectionnée, l'excitation du bout inférieur ou périphérique des cordons antérieurs donne les mêmes résultats ; l'excitation du bout supérieur ou central ne produit aucun effet.

Quant aux impressions sensitives ayant leur point d départ à la muqueuse vésicale, on doit admettre qu'elle ne font pas exception à la loi générale, et qu'elles cheminent de bas en haut par l'axe gris de la moelle.

Le bulbe rachidien n'a pas seulement une influence sur la sécrétion rénale ainsi que l'a prouvé Claude Bernard en produisant la glycosurie, la polyurie ou l'albuminurie, par la piqûre du plancher du 4e ventricule pratiquée sur la ligne médiane, entre les origines du ner acoustique et pneumogastrique ; mais il possède aussi une action sur la miction. C'est principalement dans les corps restiformes que siège cette action, et Budge a observé des contractions de la vessie chaque fois qu'il excitait les corps restiformes, surtout à la partie externe, au voisinage du cervelet (2); il en était de même lorsque les réophores de la bobine d'induction étaient portés sur les pédoncules cérébraux.

On ne devra donc pas s'étonner de voir survenir des troubles de miction lorsqu'il existera une lésion du bulbe ou des pédoncules cérébraux.

---

(1) J. Budge. Ueber die Reizbarkeit der vorderen Ruckenmarksstränge. Pflugers Archiv für Physiologie, Bd II, p. 211, 1869.

J. Budge. Zeitschrift für rat. Heilkunde, Bd XXI, p. 3 und 174.

J. Budge. Comptes rendus Acad. Sciences, 21 septembre 1869.

(2) J. Budge. Eodem loco. Voir aussi Pflügers Archiv. fur Physiologie, 1869.

Reste à voir l'influence des hémisphères cérébraux sur la miction. Les hémisphères ont un rôle évident : sans eux l'acte peut s'accomplir, et il est probable que chez la plupart des animaux il s'accomplit par la seule mise en jeu du réflexe médullaire, mais l'état de société le plus rudimentaire impose à l'homme l'intervention de la volonté. A l'état de fonctionnement normal du cerveau, voici donc comment les choses se passent :

La sensation de besoin, qui ainsi qu'on l'a vu (voir page 15), a son origine à la muqueuse vésicale, est perçue, c'est-à-dire enregistrée par le cerveau ; mais la volonté peut se montrer sourde à cette première invitation, la moelle seule répond en faisant contracter le sphincter vésical ; au bout d'un certain temps, une sensation plus vive arrive aux hémisphères, elle vient cette fois de la muqueuse prostatique ; si pour un motif quelconque nous refusons d'obéir à cette seconde injonction, alors la volition entre en jeu et commande l'occlusion forcée du sphincter de la région membraneuse de l'urèthre, déjà contracté par réflexe spinal.

Enfin, quand nous avons pris notre temps pour que la miction puisse s'accomplir de la façon qui nous semble préférable, l'ordre part du cerveau et la miction a lieu. Pendant la miction, la volonté peut encore intervenir pour précipiter ou, au contraire, modérer le jet d'urine, et, quand il y a un obstacle mécanique sur le trajet du canal urèthral, cet effort volontaire dû aux muscles abdominaux peut devenir considérable.

L'incitation motrice partie du cerveau n'a même pas besoin d'être éveillée par la perception de la sensation de besoin : nous pouvons, si nous le voulons, uriner, bien que nous n'en sentions pas la moindre envie.

Quel que soit d'ailleurs le moment où la volonté intervient, l'incitation venue du cerveau doit faire cesser la contraction réflexe des sphincters par un de ces phénomènes d'inhibition décrits par Brown Sequard, qui agit à distance sur le centre spinal de Kupressow.

On peut donc considérer, dans le phénomène de la miction, deux arcs nerveux : 1° l'arc spinal ou réflexe, 2° l'arc cérébral ou volontaire.

L'arc spinal est formé par :

*a*) Les nerfs sensitifs de la vessie et de la muqueuse de l'urèthre postérieur.

*b*) Les centres spinaux de Budge (vésico-spinal) et de Kupressow (centre sphinctérien.)

*c*) Les nerfs moteurs qui, de ces centres, vont au muscle vésical et aux sphincters.

Quand une de ces trois portions de l'arc sera détruite ou sera le siège d'une lésion importante, la miction sera impossible ou anormale.

L'arc cérébral est formé par :

*a*) Les nerfs sensitifs de la vessie et de la muqueuse de l'urèthre postérieur.

*b*) Les cornes grises de la moelle, qui transmettent la sensation qui arrive jusqu'au cerveau par les faisceaux sensitifs du mésocéphale.

*c*) Les cellules des circonvolutions qui perçoivent la sensation et qui envoient l'incitation psychique de la volonté, probablement par l'intermédiaire des cellules ganglionnaires des hémisphères (corps opto-striés); cette incitation consciente influence l'expansion terminale des fibres pédonculaires de la même façon qu'une excitation électrique, chimique ou mécanique (Budge).

*d*) Les cordons antérieurs de la moelle.

*e*) Les nerfs moteurs de la vessie et des sphincters urinaires.

Les deux extrémités de cet arc, (*a*) et (*e*), sont les mêmes que pour l'arc spinal (réflexe), par conséquent leur interruption empêchera en même temps la miction réflexe et la miction volontaire ; mais si l'interruption de l'arc cérébral a lieu plus haut, en (*b*) (*c*) (*d*), la miction volontaire sera supprimée, et cependant il persistera la miction réflexe, inconsciente. La vessie une fois remplie, se videra par une véritable miction, qui se reproduira un nombre variable de fois dans les vingt-quatre heures, sans que le malade en ait conscience le moins du monde; il pourra, s'il n'a pas d'anesthésie cutanee, et si son état intellectuel le lui permet, constater qu'il s'est mouillé, mais il sera impuissant à empêcher la répétition de pareil accident; il est gâteux au sens clinique du mot.

J'aurai à revenir, dans le cours de ce travail, sur cette miction involontaire et inconsciente que je considère comme très fréquente, et qui est généralement confondue sous le nom d'incontinence, avec des états fort différents.

Je dirai de suite, pour n'avoir pas à y revenir, que ce que je viens de dire pour le réservoir urinaire s'applique aussi au réservoir des matières fécales, et que les deux choses marchent ordinairement de pair.

Je termine ce chapitre de physiologie en mentionnant un intéressant travail de MM. A. Mosso et P. Pellacani, publié en 1882 dans les Archives italiennes de biologie. Voici le résumé des conclusions auxquelles les conduisent leurs expériences :

1° Une sensation tactile, un bruit insolite, une sensation douloureuse, une émotion quelconque, un travail intellectuel, donnent lieu à une contraction de la vessie; tout fait psychique, tout travail mental est toujours accompagné d'une contraction de la vessie.

2° Il y a des mouvements volontaires de la vessie, indépendamment de ceux qui sont dus aux muscles abdominaux ; c'est donc une contraction consciente et volontaire d'un muscle lisse.

Geffrier.                                           3

3⁰ La vessie ne perd pas tout son tonus par sa séparation avec la moelle.

4° Relativement à la tension vésicale :

La vessie jouit d'une élacticité assez complète.

Sous la même pression, la vessie peut tenir des quantités de liquide assez différentes.

Le besoin d'uriner se fait sentir toujours sous la même pression.

Lorsque la vessie a été très distendue, elle ne revient pas de suite au volume primitif si l'on abaisse la pression, mais elle reste pendant un certain temps assez dilatée.

Je résumerai de même le résultat des recherches de M. P. Pellacani, à propos de l'action physiologique de quelques substances sur les muscles lisses de la vessie (1).

Le *curare* a une action directe sur le muscle lisse de la vessie. Il peut produire la miction par asphyxie ; l'expulseur se contracte violemment et vainc la résistance du sphincter.

La *strychnine* agit par l'intermédiaire du système nerveux ; des expériences faites chez l'homme, il résulte que la strychnine augmente le tonus du sphincter et de l'expulseur ; lorsque de fortes contractions de l'expulseur se manifestent, la résistance du sphincter est vaincue.

D'autres agents ont une action sur la vessie par l'intermédiaire des vaisseaux.

Le *seigle ergoté* augmente le tonus vésical (action plus marquée quand la moelle est intacte.)

Le *nitrite d'amyle* produit d'abord une forte contraction, puis un relâchement des fibres musculaires, se

(1) Paul Pellacani. Laboratoire de physiologie de l'université de Turin (résumé in Archiv. italiennes de biologie. — In extenso : Archivio per le scienze mediche, vol. V, n⁰ 18.

prolongeant même après la cessation des inhalations, plus longtemps que le relâchement des vaisseaux.

La *quinine* cause une contraction des fibres lisses de la vessie, même quand la moelle lombaire est détruite.

La *nicotine* produit des contractions vésicales très légères.

Le *chloroforme* donne lieu à des contractions vésicales pendant la période d'excitation. Si la narcose est poussée plus loin, il y a une perte notable du tonus vésical.

S'il survient quelque modification de la respiration ou du pouls, la vessie répond par des contractions. Si le chloroforme est continué, la vessie se relâche de nouveau.

(Il est facile de vérifier l'exactitude des faits avancés par M. Pellacani à propos du chloroforme, en observant ce qui se passe lorsqu'on fait la lithotritie pendant le sommeil chloroformique.)

L'effet du *chloral* est semblable à celui du sommeil naturel :

Il y a d'abord une légère excitation réflexe de la vessie, puis une diminution lente et continue du tonus vésical jusqu'à élimination complète du médicament. L'action s'étend au sphincter qui perd de sa tonicité.

M. Pellacani fait observer que chez quelques animaux le chloral et le chloroforme augmentent l'excitabilité de la moelle et par conséquent les réflexes de la vessie.

L'*opium*, la *morphine* produisent la rétention d'urine chez l'homme ; dans des expériences faites sur des femmes, on a constaté qu'il se produisait un relâchement lent, progressif, durant autant que l'action hypnotique de l'opium ; jamais de contractions spasmodiques.

L'*alcool* (1), après une courte période de relâchement,

(1) Peut-être conviendrait-il de tenir compte de l'action diurétique rapide de ces dernières substances (alcool, café, etc.). L'urine plus abondante excite davantage la vessie.

donne ensuite progressivement une augmentation du tonus vésical, surtout s'il y a ivresse.

Le *café* a une action semblable, mais beaucoup plus prompte.

Les *astringents* (3 à 4 grammes d'acide gallique) commencent à augmenter le tonus au bout de treize minutes, produisent de fortes contractions après vingt minutes.

# SECONDE PARTIE

## Séméiologie.

Je passe maintenant à l'étude des différents troubles
de la miction qui peuvent être dus à des lésions du système nerveux. Je pense qu'il sera beaucoup plus clair de
les résumer d'abord dans un tableau :

| | | | |
|---|---|---|---|
| **I. TROUBLES DE MOTILITÉ.** | Rétention | *complète* | par *paralysie* de la couche musculaire de la vessie. |
| | | | par *spasme* du sphincter. |
| | | *incomplète.* | La vessie ne se vide pas *complètement.* |
| | | | La vessie se vid' complètement, mais *avec difficulté.* |
| | Incontinence | *absolue :* L'urine est évacuée au fur et à mesure de son arrivée dans la vessie. | |
| | | par *regorgement.* | |
| | | par *mictions involontaires* ou *inconscientes.* | |
| **II. TROUBLES de la SENSIBILITÉ.** | Anesthésie | de la vessie de l'urèthre | avec ou sans conservation des réflexes spinaux. |
| | Hyperesthésie (Douleurs) | spontanées (crises fulgurantes) | vésicales. uréthrales. |
| | | Provoquées par la miction. | |
| **III. TROUBLES de nature inflammatoire.** | Cystite | Toujours consécutive à un des troubles précédents. | |

## I. — *Troubles de motilité*.

### RÉTENTION D'URINE.

La rétention est un symptôme banal des lésions du système nerveux; je crois pouvoir dire qu'en prenant ces lésions dans leur ensemble, c'est le symptôme urinaire de beaucoup le plus fréquent.

*Rétention complète :* Elle se définit d'elle-même, c'est l'impossibilité d'évacuer une seule goutte de l'urine contenue dans la vessie. Le plus communément, elle est due à une paralysie de la couche musculaire de la vessie. Il peut se présenter deux cas : ou bien le malade a la sensation du besoin d'uriner, ou bien cette sensation fait défaut. Dans le premier cas, plusieurs heures après le début de la rétention, le besoin se fait sentir, le malade ne peut le satisfaire ; au bout de quelque temps, nouveaux efforts également infructueux, la vessie continue à se distendre et fait saillie au-dessus de la symphise pubienne; puis la sensation se change en une véritable douleur sourde, contusive, siégeant au bas du ventre dans le petit bassin, avec sensation de pesanteur dans les cuisses, au périnée et du côté du rectum, puis ces douleurs s'irradient vers les reins où elles ne tardent pas à prendre un caractère d'acuité plus grande. Après un temps qui varie suivant les individus, cette sensation douloureuse devient bientôt intolérable et, si on ne vient pas au secours du patient par le cathétérisme, sa situation est des plus pénibles.

J'ai souvenir d'un cas dans lequel une pauvre vieille femme hémiplégique et aphasique étant tombée entre deux voitures, eut les deux bras écrasés et dut subir une double amputation. Quelques jours après l'accident, on remarqua que, malgré le bon état des plaies opératoires, la malade semblait souffrir beaucoup; elle poussait des gémissements inarticulés, sa figure était altérée et la température s'élevait; rien ne semblait pouvoir motiver cet etat général inquiétant, ce n'est que le troisième jour qu'on s'aperçut d'une tuméfaction considérable de la partie inférieure de l'abdomen; la palpation et la percussion permirent de reconnaître que cette tuméfaction était due à la vessie énormément distendue ; le cathétérisme donna issue à plus de trois litres d'urine. L'infirmière avoua alors que depuis trois jours, la malade n'avait pas mouillé son alèze et qu'elle avait oublié d'en prévenir. Qu'on se figure la situation de cette malheureuse n'ayant pas le secours de la parole pour se plaindre et privée de ses deux bras, de façon à ne pouvoir même pas indiquer par un geste la cause de sa souffrance !

Souvent d'ailleurs, il arrive qu'au bout de 24 à 48 heures de rétention, le trop plein de la vessie s'écoule goutte à goutte par regorgement, par un mécanisme sur lequel je reviendrai plus tard. Cette miction par regorgement, bien que fort connue aujourd'hui, est néanmoins la cause d'erreurs fréquentes, lorsqu'on n'examine pas attentivement la vessie.

Quand la sensation de besoin n'existe pas, c'est à-dire quand à la paralysie motrice se joint l'anesthésie de la vessie, le malade ne souffre pas et la vessie peut atteindre des dimensions colossales, remonter jusqu'à l'ombilic et même au-dessus si on ne fait pas le cathétérisme, à moins que la miction par regorgement ne se produise plus tôt.

Quels sont les cas dans lesquels on verra se produire la rétention complète par paralysie vésicale?

C'est là une question entourée de difficultés, et que je n'ose espérer résoudre d'une manière complètement satisfaisante. Théoriquement, en effet, pour expliquer l'absence de contraction vésicale, il faudrait admettre qu'il y a interruption dans les tractus moteurs qui unissent le centre vésico-spinal à la couche musculaire de la vessie; or, l'observation montre que dans le plus grand nombre des cas, il n'en est point ainsi.

Que noùs montre donc l'observation des faits cliniques? Elle nous enseigne que la rétention d'urine se pro - duit surtout dans les circonstances suivantes : il s'agit d'un traumatisme de la moelle : plaie, déchirure, compression par fracture ou luxation du rachis, commotion de la moelle; dans d'autres cas, il s'agit de méningite spinale, hématomyélie, myélite aiguë, etc.

Dans tous ces cas, je crois qu'on peut admettre que la lésion spinale, même si elle n'atteint pas matériellement le centre vésico-spinal, a sur ce centre une influence par suite de l'ébranlement, de la stupeur, des éléments nerveux voisins de ceux qui sont directement lésés.

Et cette action à distance, cette espèce de phénomène d'arrêt imposé au centre vésical par la lésion de segments plus élevés de la moelle, je l'invoquerai aussi pour expliquer la rétention d'urine qui survient dans bien des cas de lésions cérébrales telles que commotion, hémorrhagie : tout l'arc cérébro-spinal reçoit le contre-coup de l'ictus cérébral. La moelle n'est pas malade, mais son fonctionnement est compromis pour un temps ; et de fait, ce n'est pas dans les hémiplégies anciennes qu'on observe la rétention d'urine, je le démontrerai bientôt, mais pendant la période apoplectique, alors que toutes les fonctions nerveuses semblent troublées et suspendues; rien d'étonnant alors que le centre vésico-spinal ne fonctionne plus pendant un certain temps.

Aussi voit-on généralement, consécutivement aux lésions de l'encéphale, la rétention cesser au bout de plusieurs jours : quand les parties situées loin de la lésion ont repris leur état de stabilité et de fonctionnement, on voit la vessie se contracter de nouveau et évacuer son contenu parfois dans des conditions spéciales, sur lesquelles je reviendrai en traitant de l'incontinence.

La rétention peut persister beaucoup plus longtemps dans les lésions de la moelle, et on comprend que le centre vésical soit d'autant plus facilement atteint que la lésion initiale en est plus rapprochée.

Quand la rétention est due au spasme du sphincter, c'est-à-dire de l'anneau musculaire qui va du col vésical au bulbe de l'urèthre (voir Physiologie), les symptômes sont à peu de chose près les mêmes ; cependant la vessie non paralysée lutte et résiste à la distension, jusqu'à ce qu'une certaine limite d'extensibilité des fibres musculaires lisses étant atteinte, il en résulte une sorte de paralysie mécanique. D'autre part, le spasme sphinctérien rend quelquefois le cathétérisme plus difficile, le bec de la sonde étant arrêté par la portion membraneuse de l'urèthre.

Cette variété de rétention est d'ailleurs assez rare ; pour qu'elle se produise, il faut que le second centre médullaire, celui que j'ai appelé le centre sphinctérien, situé au-dessous du centre vésical proprement dit, reçoive des incitations d'une intensité considérable, ce qui arrive quand la muqueuse du col de la vessie est enflammée; aussi le spasme uréthral se rencontre-t-il dans presque tous les cas de cystite du col, mais ces faits intéressants sortent de mon sujet actuel. La rétention par spasme peut aussi se produire lorsque le centre sphinctérien est anormalement excité par une lésion de voisinage, condition difficile à voir réaliser dans la pratique d'une façon absolument nette à cause du peu d'écartement entre les deux centres.

Il est probable que l'excitation du centre sphinctérien de la moelle est la principale cause de la rétention spasmodique qu'on voit si fréquemment survenir chez les hystériques. On voit souvent coïncider cette contracture du sphincter de la vessie avec des contractures d'autres muscles striés qui peuvent atteindre un membre entier ou plusieurs membres, ou être limités à un petit groupe de muscles. La rétention affecte chez les hystériques la même mobilité que les autres contractures musculaires, elle dure pendant un temps plus ou moins long pour disparaître tout à coup ; apparaissant en même temps que d'autres contractures ou alternant avec elles. Quant à pousser plus loin la recherche de la pathogénie de cette forme de rétention, il faut y renoncer dans l'état actuel de nos connaissances, et je me borne à cette hypothèse plausible de l'irritation du centre spinal du sphincter, sans vouloir aller plus loin.

J'admets la même explication pour les rétentions qu'on voit survenir dans la sclérose en plaques et même dans le tabès dorsal spasmodique.

*Rétention incomplète.* — La rétention peut être incomplète dans deux conditions différentes : 1° La vessie ne se vide pas complètement ; 2° elle se vide complètement, mais avec difficulté.

Il est entendu que j'élimine complètement toutes les lésions vésicales, prostatiques ou uréthrales qui peuvent donner lieu à ces différents troubles et que je ne m'occupe que des cas dans lesquels une lésion nerveuse est en cause.

Or, cette réserve faite, dans le premier des deux cas mentionnés plus haut, la vessie est presque totalement paralysée et l'évacuation incomplète qui a lieu est le résultat des contractions des muscles abdominaux.

Dans le second cas, au contraire, la vessie est encore un peu contractile ; elle fait effort par elle-même, mais le plus souvent ses contractions sont affaiblies, elle est le siège d'une paralysie incomplète. Ce dernier cas est évidemment plus favorable que le premier, d'abord en ce qu'il indique une lésion nerveuse moins avancée, puis l'urine qui séjourne dans la vessie qui ne se vide qu'incomplètement, ne tarde pas à enflammer la muqueuse et à s'altérer ; d'où une cystite souvent difficile à guérir et qui peut être cause d'une pyélo-néphrite par propagation·

### INCONTINENCE.

L'incontinence *vraie*, j'insiste sur ce mot, est caractérisée par l'évacuation lente et continuelle de l'urine au fur et à mesure de son arrivée dans la vessie.

L'incontinence d'urine ainsi comprise est rare dans les affections du système nerveux.

Lorsqu'elle existe, on constate qu'il se fait par le méat un suintement continu ; le malade n'est pas plutôt changé de linge qu'il commence à mouiller de nouveau, lentement ; le gland et le prépuce, constamment baignés d'urine, rougissent et s'excorient ; si on n'a pas la précaution de mettre un appareil convenable pour recevoir l'urine qui suinte goutte à goutte, on voit se produire de l'érythème des bourses, de la face interne des cuisses ; l'urine qui baigne le siège, parfois mélangée à des matières fécales qui s'échappent aussi involontairement, devient une cause adjuvante pour la production des eschares ou des autres lésions de décubitus : excoriations, phlyctènes, furoncles, etc. Le lit du malade ou ses vêtements exhalent une odeur urineuse ammoniacale.

A quelque moment qu'on sonde le malade, on ne trouve jamais que quelques gouttes d'urine dans la vessie.

La condition nécessaire et suffisante pour que l'incontinence vraie ait lieu, c'est que l'action des sphincters soit réduite à zéro.

Théoriquement, pour que cette condition soit remplie, il suffit d'une interruption sur le trajet de l'arc réflexe sphinctérien : 1° filets centripètes se rendant de la muqueuse du col et de la région prostatique, au centre médullaire ; 2° centre sphinctérien situé à la région terminale de la moelle ; 3° filets moteurs centrifuges se rendant de ce centre aux sphincters.

Je ne voudrais pas affirmer que les filets nerveux centripètes ou centrifuges ne sont jamais lésés, mais en pratique j'ai toujours vu que l'incontinence absolue s'observait dans des cas où une lésion siégeait à la partie terminale de la moelle, au niveau de la deuxième vertèbre lombaire, et où par conséquent le centre sphinctérien était atteint.

Je fais exception pour les grands traumatismes du rachis siégeant au-dessous de la deuxième lombaire ; dans ces cas, on peut voir l'incontinence vraie succéder à l'écrasement ou la compression des nerfs de la queue de cheval, dans lesquels cheminent les deux ordres de filets nerveux mentionnés tout à l'heure. A côté des traumatismes, fractures ou luxations des vertèbres, on peut placer d'autres lésions telles que cancer des vertèbres, mal de Pott, kyste hydatique, etc., qui agissent de la même façon, mais d'une manière généralement progressive.

*Incontinence par regorgement.* — Ce n'est pas à proprement parler, de l'incontinence, puisqu'il y a toujours rétention, et l'un parait exclure l'autre. Une expression plus juste est celle de : miction par regorgement.

Voici comment les choses se passent : pour une raison quelconque, la vessie cesse de pouvoir évacuer son contenu ; l'urine s'y accumule et distend les parois vésicales qui résistent passivement, et compriment le liquide à cause de leur élasticité. Il vient un moment où cette

pression devient égale à la résistance qu'oppose le
sphincter; à ce moment, une goutte d'urine arrive par
les uretères, et augmente d'une petite quantité la pression intra-vésicale qui dépasse alors la résistance du
sphincter, et un peu d'urine s'échappe par l'urèthre;
mais aussitôt la pression baisse à l'intérieur de la vessie,
et le sphincter s'oppose victorieusement à ce qu'il en
sorte d'avantage, mais les uretères en ont déjà déversé
quelques nouvelles gouttes; alors il s'en échappe encore
une quantité égale par l'urèthre, et ainsi de suite, la
vessie restant toujours pleine, et n'évacuant que son
trop-plein.

Bien qu'il n'y ait pas un médecin qui ne connaisse la
miction par regorgement, les erreurs commises à ce
sujet sont fréquentes. Ainsi dans nombre d'observations,
bien prises d'ailleurs, qui se trouvent dans les thèses
ou mémoires sur des maladies du système nerveux, on
voit mentionner l'incontinence d'urine; puis il est dit
quelques lignes plus loin qu'ayant sondé le malade, plus
ou moins longtemps après le début de son incontinence,
on évacue une quantité considérable d'urine! En présence de la fréquence d'observations semblables, et eu
égard à mon observation personnelle, je puis admettre
que dans l'immense majorité des cas où l'incontinence a
été signalée lors de lésion de l'encéphale ou des régions
de la moelle autres que son extrémité inférieure, il
s'agissait soit de la miction par regorgement, soit d'une
autre variété d'incontinence que je vais étudier tout à
l'heure; je veux parler de la miction inconsciente.

Je n'ai pas besoin d'entrer dans de grands détails sur
la cause et la valeur seméiologique de la miction par
regorgement, puisqu'il s'agit là purement et simplement
d'une rétention, on la verra se produire dans toutes les
circonstances, et par les mêmes causes que j'ai signalées
pour la rétention. On peut dire d'ailleurs que presque

toute rétention d'urine due à un lésion nerveuse, vis-à-vis de laquelle on n'interviendra pas par le cathétérisme, donnera lieu tôt ou tard au phénomène de regorgement, car la fonction rénale n'est pas abolie ; la distension de la vessie, voire même des uretères et des bassinets a ses limites, et je ne connais pas d'observation de rupture de la vessie dans les cas de rétention de cause nerveuse.

*Incontinence par miction involontaire.* — Dans cette forme de miction, le malade a la sensation de besoin ; mais cette sensation n'est pas sitôt perçue, que la contraction vésicale lui répond, sans l'intervention de la volonté du malade, et même malgré cette volonté ; il n'a pas le temps de se mettre en posture d'uriner, et il mouille ses vêtements ou son lit, à moins que, instruit par l'expérience, il ne conserve toujours son urinal entre les cuisses.

La sensation de besoin peut, chez ces malades, ne pas être plus fréquente que chez un homme sain, et ne se produire que quatre à six fois dans les 24 heures. Ordinairement elle se renouvelle plus fréquemment, ce qui peut tenir à l'irritation de la muqueuse vésicale qui n'est pas rare dans ces cas : d'autre part, il peut y avoir un affaiblissement du muscle lisse, sphincter du col vésical ; il suffit alors d'une petite quantité d'urine dans la vessie pour qu'il en pénètre quelques gouttes dans la région prostatique de l'urèthre, il n'en faut pas davantage pour provoquer le besoin d'uriner auquel le malade est impuissant à résister un seul instant. (Voyez chapitre Paraplégie).

Qu'indique un pareil trouble de la miction ?

L'arc réflexe ou spinal est intact, mais l'arc cérébral, ou volontaire, est atteint : non pas dans sa portion centripète, puisque la sensation est perçue, mais dans sa portion centrifuge. En d'autres termes, si on veut bien se reporter au chapitre relatif à la physiologie, il faut conclure à une interruption dans les filets moteurs venus du cerveau par les cordons antérieurs de la moelle.

Cliniquement, cette miction involontaire se rencontrera surtout dans les paraplégies incomplètes, celles dans lesquelles la moelle lésée n'est pas détruite dans toute son épaisseur : dans ce cas en effet, et c'est un fait d'observation vulgaire aujourd'hui, les conducteurs de sensibilité (substance grise de la moelle), sont encore perméables, alors que les faisceaux moteurs ont déjà perdu toute conductibilité. La cause de la paraplégie, importe d'ailleurs fort peu.

Mais un certain nombre de malades ne présentent cette forme d'incontinence que la nuit : pendant le jour, ils sentent le besoin, se retiennent pendant un certain temps, peuvent prendre toutes leurs précautions pour uriner, mais pendant le sommeil il n'en est pas de même.

Pour ces cas, j'admettrai l'explication suivante; il peut se présenter plusieurs cas : tantôt la sensibilité du col est exagérée, à cause de la cystite par exemple, et la contraction réflexe suit rapidement l'excitation de la muqueuse du col, la volonté n'intervient pas pour modérer le réflexe, à cause de l'état du sommeil. Si la sensation de besoin n'est transmise au cerveau qu'affaiblie, par suite d'une lésion des conducteurs sensitifs, elle ne suffira pas à tirer le malade d'un profond sommeil, et ce n'est qu'à son réveil, plus tard, qu'il s'apercevra qu'il est mouillé depuis longtemps.

Si au contraire, le conducteur sensitif est intact, ou le sommeil léger, la contraction réflexe aura lieu en même temps que la perception cérébrale, et le malade s'éveillera à temps pour constater qu'il pisse, mais sans pouvoir l'empêcher.

Cette influence de l'intensité du sommeil était très nette chez le malade Dum... Jean (obs. VI) qui, par suite

d'une rémission de ses symptômes d'ataxie a pu reprendre son travail pendant deux ans, et qui pendant ce
temps, exténué de fatigue, dormait d'un sommeil de
plomb, et urinait chaque nuit dans son lit. La maladie
ayant suivi son cours, il rentre à l'hôpital, où il dort
beaucoup moins profondément, il cesse immédiatement
d'uriner dans son lit la nuit, et eprouve, au contraire,
des difficultés à vider sa vessie.

Il est d'autres malades chez lesquels l'incontinence se
rapproche de la miction involontaire.

Ce sont des malades qui ont eu la région lombaire de
la moelle ou la queue de cheval, désorganisée à la suite
d'un traumatisme rachidien ; chez eux la vessie et les
sphincters sont sans communication avec les centres
nerveux (1), cependant l'urine ne s'échappe pas goutte à
goutte, elle est retenue un certain temps dans la vessie,
tantôt quelques minutes seulement, tantôt plus longtemps, et ne s'échappe que d'une façon intermittente. Je
suis tenté de ne voir là que l'action de l'élasticité propre
de la fibre musculaire du sphincter, élasticité qui peut
persister après la suppression de l'innervation, et qui
varie d'intensité suivant les sujets, et suivant les âges.
Au point de vue nerveux, ce sont de véritables incon-
tinents.

A côté de la miction involontaire, je placerai *la miction
impérieuse*, qui tient aux mêmes causes que la précédente dont elle diffère très peu : le malade sent le besoin,
et doit le satisfaire immédiatement ; s'il n'a pas sous la
main le vase où il doit uriner, il sera impuissant à se
retenir, et ne tardera pas, malgré lui à laisser échapper

(1) Il peut persister une communication par l'intermédiaire du
plexus hypogastrique et du sympathique, mais c'est sans importance
au point de vue qui m'occupe en ce moment, puisque tous ces filets
nerveux qui vont de la vessie à la moelle par l'intermédiaire du
sympathique, sont sensitifs, aucun d'eux n'est moteur.

l'urine. Ces malades ne se mouilleront donc avec leur urine que dans certaines circonstances, lorsqu'ils n'auront pas pu se disposer immédiatement à recevoir l'urine. Ils auront presque toujours des mictions inconscientes pendant leur sommeil.

Il est à peine utile de faire remarquer que cet état ne diffère de la miction involontaire que parce que le sphincter affaibli peut néanmoins résister pendant quelques instants.

*Miction inconsciente.* — J'en viens maintenant à une autre catégorie de malades, qui sont généralement regardés comme atteints d'incontinence ; leur nombre est très considérable, voici ce qu'on observe chez eux : jamais ils ne demandent le bassin, jamais ils ne prennent l'urinal, mais environ cinq à six fois par jour, ils urinent dans leur lit (ils sont généralement confinés au lit). Si on change leur linge aussitôt qu'ils sont mouillés, ils restent propres pendant plusieurs heures, et ce n'est qu'au bout d'un temps assez long qu'ils évacuent de nouveau, et en une seule fois une quantité assez considérable d'urine.

Si on se contente d'un examen superficiel, ou d'un interrogatoire rapide, on peut être induit en erreur et croire à un écoulement permanent de l'urine; mais si on interroge avec soin le malade ou son entourage, car ces malades sont incapables de répondre d'une façon satisfaisante, si on examine fréquemment l'état des draps et alèzes, en ayant soin de les faire changer sitôt qu'on s'aperçoit que le malade est mouillé, on verra que la vessie se laisse paisiblement remplir, et qu'une fois pleine, elle évacue son contenu exactement comme par une miction normale (1).

---

(1) Je dois ajouter ici, qu'il en est généralement de même pour le rectum : les fèces sont évacuées de la même façon une à deux fois par jour, quelquefois plus, quelquefois moins.

Mieux encore, si l'on vient à sonder le malade peu d'instants après qu'il se soit mouillé, on ne trouve pas une goutte d'urine dans la vessie; si au contraire il y a longtemps, on trouvera la vessie pleine, chose que d'ailleurs la palpation et la percussion de l'hypogastre pourraient déjà révéler, mais avec moins de certitude que de cathétérisme.

Que manque-t-il donc à cette miction? C'est la conscience de l'acte; les malades urinent à leur insu.

J'ai déjà longuement expliqué, au chapitre de la physiologie (page 34), la façon dont s'opérait la miction inconsciente, et les conditions de cette miction; on peut résumer cela en quelques mots:

*L'arc réflexe, inconscient, persiste dans toute son intégrité,*

*L'arc cérébral, conscient, est rompu dans un de ses chaînons.*

Je vais montrer que les données de la clinique s'accommodent parfaitement des conclusions de la physiologie.

Quels sont les malades qui présentent la miction inconsciente?

1° Ceux dont l'intellect est très fortement atteint: les comateux, et tous les déments, quelle que soit la cause de leur démence (paralysie générale, lypémanie, sénilité, etc., etc...)

Chez ces malades, la volition est abolie ou pervertie, la sensation arrive au cerveau en pure perte, aucun ordre moteur ne s'ensuit: le chaînon cérébral fait défaut.

2° Certains hémiplégiques, en dehors de ceux qui sont encore comateux ou qui sont devenus déments et qui rentrent dans la classe précédente.

Chez ces malades, ce sont les conducteurs moteurs, quelquefois aussi sensitifs, qui sont interrompus dans leur trajet intra-crânien au niveau de la capsule interne, des corps opto-striés, du pédoncule cérébral, du bulbe même.

Il est facile de constater qu'un grand nombre d'hémiplégiques ont des mictions normales et conscientes, c'est que la plupart d'entre eux ont un hémisphère cérébral encore sain qui suffit par suppléance fonctionnelle, en ce qui concerne la miction.

Aussi la miction inconsciente qui se produit chez les hémiplégiques a-t-elle une certaine valeur au point de vue du pronostic, car elle indique généralement que l'hémisphère du côté opposé à la lésion prédominante n'est pas parfaitement sain.

3° Les paraplégiques dont la lésion est située au-dessus du centre vésical, ce centre restant indemne de toute altération à distance, primitive ou secondaire.

Au point de vue physiologique, voilà ce qui sépare la miction inconsciente de la miction involontaire : dans cette dernière, la sensation de besoin est perçue, donc le conducteur sensitif persiste jusqu'au cerveau. Dans la miction inconsciente, la sensation n'est pas perçue, le chemin sensitif est interrompu, ou le récepteur est lésé.

Lorsqu'il s'agira de lésions *médullaires*, la miction inconsciente sera donc d'un pronostic plus grave et indiquera une lésion plus profonde que la miction involontaire, puisqu'elle dénotera la destruction de toute la substance grise d'un segment de la moelle, en même temps que celle des tractus moteurs.

Dans les traumatismes ou les compressions de la moelle, qu'il s'agisse d'expériences de laboratoire ou de faits cliniques, la conductibilité sensitive disparaît toujours en dernier lieu, après la conductibilité motrice ; le contraire ne s'observe jamais.

Il y a une conséquence pratique importante à tirer de la constatation de cette miction inconsciente :

On sait que chez tous les malades gâteux, le contact
de l'urine est une cause de gêne considérable, tant pour
eux que pour leur entourage, et une source de dangers.
En effet, chez des malades déjà prédisposés par leur lésion nerveuse aux accidents de décubitus, on voit survenir aux cuisses, au scrotum, aux fesses, des érythèmes
rebelles, des excoriations, qui, sans cesse irritées, donnent
souvent lieu à des phlegmons diffus, des eschares, des
érysipèles. On pourra conjurer une partie de ces accidents en évitant ce contact prolongé de l'urine.

Or, chez les malades qui ont la miction inconsciente,
et ils forment la grande majorité de ceux réputés incon-
tinents, il sera relativement facile d'y remédier : puisque la plupart d'entre eux ne vident pas leur vessie plus
souvent qu'à l'état normal, c'est-à-dire cinq ou six fois
dans les vingt-quatre heures, on pourra, par une sur-
veillance attentive, saisir les moments où ils viennent
de se mouiller, en les changeant immédiatement, on
les laissera pendant plusieurs heures dans des linges
secs, et ils ne resteront qu'un temps fort court en contact
avec l'urine.

On pourrait même faire mieux encore : après avoir
observé le laps de temps ordinaire qui s'écoule entre deux
mictions inconscientes consécutives d'un malade, on
pourrait, plusieurs fois par jour, avant le moment présumé d'évacuation, placer l'urinal entre les cuisses de
façon qu'il reçoive le contenu de la vessie, lors de la miction prochaine, après laquelle on pourra retirer l'urinal pendant plusieurs heures.

Ce dernier procédé, qui exigerait dans des services d'hôpitaux un personnel nombreux et bien dressé, serait
souvent applicable en ville. Il est cependant d'une application difficile chez la femme.

Chez quelques malades toutes ces précautions seraient
vaines ; ce sont ceux en particulier, qui ont de la cystite ;

chez eux la vessie est souvent intolérante et vide trop fréquemment son contenu.

Pour en arriver à ce but d'éviter le contact provenant de l'urine avec les téguments, on pourrait avoir recours au cathétérisme préventif, surtout chez la femme, où il est plus facile et plus inoffensif que chez l'homme ; il faudrait seulement s'astreindre à faire le cathétérisme environ six fois par vingt-quatre heures, afin d'évacuer la vessie avant qu'elle ait la velléité de se vider spontanément.

Pour moi, je n'oserais donner ce conseil, car je suis persuadé que très fréquemment, un cathétérisme, même unique, est la cause occasionnelle d'une cystite qu'on n'évite pas toujours par les précautions antiseptiques, de rigueur cependant.

## II. — *Troubles de la Sensibilité*.

### ANESTHÉSIE DE LA VESSIE.

L'étude de l'anesthésie vésicale vient bien à sa place à la suite du chapitre précédent, puisque la condition nécessaire à la production de la miction inconsciente est le défaut de perception d'une sensation qui a son point de départ à la muqueuse vésicale.

Dans certains cas de paraplégie où les centres médullaires qui président à la miction se trouvent lésés, et où l'on voit survenir de la rétention complète ou de l'incontinence absolue, la muqueuse vésicale est presque toujours anesthésiée.

Mais dans tous ces cas, les filets nerveux moteurs sont atteints aussi par la lésion. Je veux étudier maintenant ce qui se passe quand les filets sensitifs sont seuls lésés.

Là encore, il faut me reporter au schéma physiologique où j'ai montré l'existence de deux arcs : vésico-cérébral vésico-spinal.

Quand ce dernier conserve son intégrité, la miction réflexe s'accomplit tout à fait bien, mais le cerveau n'a pas connaissance de l'acte ; si la conduction des sensations venues de la vessie ne se fait plus au-dessus du centre vésico-spinal, ce sera donc la miction inconsciente, avec cette particularité, toutefois, que, par suite de la différence fondamentale qui distingue les opérations du cerveau de celles de la moelle, le cerveau pourra envoyer une incitation motrice pour provoquer la miction, alors même qu'il n'aura reçu aucune perception sensitive venue de la vessie. Nous pouvons, à l'état normal, par un effet de notre seule volonté, uriner alors même que nous n'en sentons pas le besoin, il en sera de même dans le cas pathologique actuel. C'est une incitation venue d'une autre sphère cérébrale, qui, à défaut de la perception sensitive, sera le point de départ d'une miction volontaire.

Je m'empresse d'ajouter que c'est là une simple vue de l'esprit. En effet, je ne connais pas une seule observation où se trouvent réunies les conditions de l'hypothèse précédente, à savoir : la perte de la conductibilité sensitive de la moelle pour les sensations venues de la vessie, et la conservation de la conductibilité motrice se dirigeant vers la vessie ; l'arc réflexe vésico-spinal restant d'ailleurs intact (1). J'ai connu des malades, les unes hystériques, les autres ataxiques qui, comme c'est noté dans l'observation de *Dard* (Observ. XXIX), avaient une anesthésie complète de la peau, et chez ces malades, ou la muqueuse urinaire restait sensible, ou la motilité était aussi atteinte. C'est ainsi que *Dard* sentait très vaguement le besoin d'uriner malgré la distension de sa vessie, qu'il ne sentait pas l'urine passer dans son urè-

______

(1) Ces conditions se trouvent réalisées chez un malade cité par Fournier dans son traité de l'ataxie locomotrice.

thre, mais que de plus, il avait constamment une grande difficulté à émettre son urine, et parfois une rétention qui nécessitait le cathétérisme. Cependant, chez *Dard*, le trouble de miction devait tenir en grande partie à l'anesthésie vésicale, ainsi que le prouve la réussite du petit stratagème qu'il employait parfois quand il ne parvenait pas à émettre son urine par ses efforts volontaires : il lui suffisait souvent de tremper ses mains dans l'eau froide pour voir aussitôt l'urine s'écouler.

Bien que ses mains fussent également presque tout à fait anesthésiées, il me paraît évident que la sensation confusément perçue dont les mains étaient le siège, jouait sur le centre vésical, par un trajet difficile à suivre anatomiquement, le rôle d'excitant, et complétait l'excitation trop faible envoyée à ce centre par la muqueuse vésicale, de façon à provoquer une incitation motrice qui produisait la miction.

Cette digression sur le cas si intéressant de *Dard* me servira tout naturellement de transition pour parler des cas où l'arc réflexe spinal est atteint lors d'anesthésie de la vessie ; et il était manifestement atteint chez *Dard*.

Le centre vésico-spinal ne recevant plus de la vessie l'excitation qui devrait lui arriver par les filets nerveux sensitifs, la miction réflexe sera totalement abolie, en dépit de l'intégrité des filets centrifuges moteurs.

De même, l'impression sensitive ne pouvant cheminer jusqu'au cerveau, la sensation du besoin n'existera pas, mais il arrivera ceci : la vessie, distendue à l'extrême, fera une forte saillie à l'hypogastre, pressera fortement de dedans en dehors la paroi abdominale, refoulera en haut la masse intestinale, d'où une sensation de gêne, de tension, qui attirera l'attention du malade, et lui fera comprendre que sa vessie est distendue par la présence d'une quantité considérable d'urine ; à la suite de ce raisonnement, l'ordre moteur viendra directement du cerveau, par les tractus moteurs de la moelle restés perméables, et la miction se fera, volontaire, quoique non précédée de la sensation de besoin.

Si le malade est intelligent, il n'attendra même plus, dorénavant, d'être arrivé à cet état de gêne et de tension abdominale qui l'avertit ; il se fixera à lui-même ses heures de miction, et il urinera par un effort de sa volonté, à intervalles réguliers, de la même façon que quelqu'un qui mange sans se sentir d'appétit, parce que c'est l'heure du repas.

Si l'intelligence fait défaut, pour une cause quelconque, ce sera au médecin qui aura reconnu la situation, d'y suppléer, en invitant le malade à faire effort pour uriner, et en lui faisant donner le vase à intervalles réguliers, avec injonction d'avoir à évacuer l'urine.

Les cas de ce genre sont loin d'être rares : on les rencontrera chez des hystériques, chez des ataxiques (obs. de Teissèdre, de Depreux, etc.).

On rencontrera aussi la rétention d'urine par anesthèsie, dans des cas où la lésion spinale est assez difficile à définir, bien qu'il s'agisse, selon toute apparence, d'une congestion ou peut-être d'une action spéciale comparable à une intoxication, je veux parler de la fièvre typhoïde.

C'est, en particulier, dans les formes graves, ataxoadynamiques, et souvent en même temps que l'escharification rapide de la région sacrée, qu'on voit survenir la rétention d'urine chez les typhiques. Chez quelques-uns d'entre eux, l'intelligence persiste assez pour qu'ils puissent rendre compte de leurs sensations, mais jamais aucun d'eux ne se plaindra de souffrir de sa rétention, il y a donc anesthésie vésicale.

La plupart du temps il faudra recourir au cathétérisme, mais je me souviens d'avoir vu souvent donner l'urinal ou le bassin à des malades de ce genre en leur disant de faire un effort pour uriner, et obtenir une miction chez des malades qui avaient laissé leur vessie se distendre sans s'en apercevoir (1).

### ANESTHÉSIE DE L'URÈTHRE.

La sensibilité uréthrale n'est pas indispensable à la miction. Quand elle est totale, c'est-à-dire qu'elle existe depuis le méat jusqu'au col de la vessie, le réflexe, qui a son point de départ à la muqueuse de la région prostatique, et dont le but est de fermer avec effort le sphincter de la région membraneuse, manque nécessairement. Dans ce cas, on voit fréquemment coexister l'anesthésie de la muqueuse vésicale, aussi le malade ne sent pas le besoin et ne sent pas le passage de l'urine pendant la miction. C'est, en effet, l'absence de cette sensation qui constitue le véritable symptôme de l'anesthésie uréthrale ; mais chez certains malades il amène un singulier résultat. Ils ne savent pas, lorsqu'ils veulent uriner, à quel moment l'urine commence à s'écouler par le canal, et s'ils ne regardent pas le méat, n'ayant pas su proportionner l'effort à la résistance, ils croient avoir uriné alors qu'il n'a pas coulé une goutte de liquide ; ou bien ils s'épuisent en vains efforts, alors que leur miction est

(1) On peut observer aussi la rétention par spasme dans le cours de la fièvre typhoïde : j'ai vu cette année dans le service de M. Millard, un jeune homme atteint de fièvre typhoïde d'intensité moyenne sans phénomènes ataxo-adynamiques, une rétention d'urine se produire vers le 15° jour de la maladie. Je voulus le sonder avec une sonde molle n° 18, je constatai que l'urèthre était sain, mais arrivé à l'entrée de la région membraneuse, je rencontrai une résistance invincible. Ayant retiré la sonde, je laissai le malade se reposer ; une demi-heure après, il urinait spontanément, et la rétention ne se reproduisit pas. Faut-il admettre dans ce cas une contracture par irritation du centre médullaire sphincterien ?

terminée depuis longtemps sans qu'ils s'en soient doutés. J'ai recueilli des observations de malades qui,
pour ces motifs, affirmaient ne pouvoir uriner sans
regarder leur méat, et n'urinaient jamais la nuit, à
moins d'avoir de la lumière. Ce sont surtout les ataxiques
chez lesquels on rencontre cette anesthésie de l'urèthre.

### HYPERESTHÉSIE.

Si je voulais suivre rigoureusement, pas à pas, le
tableau que j'ai tracé au début, je devrais m'occuper
actuellement de l'hyperesthésie de la vessie et de l'urèthre. Mais je n'aurais à faire en somme que l'histoire
des crises fulgurantes vésicales ou urèthrales de l'ataxie ; aussi me semble-t-il préférable de reporter ce
paragraphe à la troisième partie de ce travail, lorsque
je m'occuperai spécialement des troubles de miction chez
les ataxiques.

### CYSTITE.

La cystite n'est pas un accident de la miction qui
relève directement de la lésion nerveuse, mais c'est une
complication vésicale très fréquente dans les maladies
du système nerveux et qui occasionne un très grand
trouble dans la miction ; c'est à ce titre que je m'en
occupe à cette place.

D'abord, comment se produit cette cystite ?

Comme je l'ai laissé prévoir dès le début de ce chapitre, je ne saurais admettre que la cystite soit la conséquence directe de la maladie nerveuse ; je ne crois pas
qu'on puisse la considérer comme un trouble trophique
analogue aux eschares fessières ou sacrées, ou à la fonte
du globe oculaire après section du trijumeau.

Une autre théorie a été invoquée : la lésion nerveuse, en particulier lorsqu'il s'agit d'une paralysie, agirait sur la sécrétion rénale, de telle façon que l'urine serait ammoniacale dès les calices et bassinets. Le contact de la muqueuse urinaire en général, et vésicale en particulier, avec cette urine ammoniacale, serait la cause de l'inflammation de cette muqueuse.

Je regrette vivement que cette question de l'ammoniurie, dans les affections du système nerveux, n'ait pas été l'objet d'un chapitre spécial dans l'excellente thèse de mon collègue et ami Guiard, qui a cru devoir se limiter à l'étude de l'ammoniurie dans les maladies des voies urinaires (1). Quant à moi, une pareille étude m'entraînerait trop en dehors de mon sujet, mais je m'appuierai néanmoins sur les conclusions de Guiard pour repousser la théorie de la cystite due à l'alcalinité de l'urine.

Guiard démontre cette proposition, émise depuis longtemps par notre maître commun, M. le professeur Guyon, que ce n'est pas l'alcalinité de l'urine qui produit la cystite, mais que, bien au contraire, la cystite est la cause tout à fait prédominante d'une alcalinité durable de l'urine.

Quelle est donc alors la cause de la cystite ?

Il est à remarquer que, chez les malades dont le système nerveux est lésé, ce n'est jamais d'emblée qu'on voit apparaître la cystite, qui est toujours précédée d'un trouble mécanique de la miction, et ce trouble, c'est presque toujours la rétention. Peu importe donc la nature de la lésion nerveuse, elle pourra toujours produire la cystite si elle est capable de causer la rétention.

---

(1) F. Guiard. Etude clinique et expérimentale sur la transformation ammoniacale des urines, spécialement dans les maladies des voies urinaires. Thèse de Paris, 1883. Prix Civiale, 1882.

La rétention d'urine a sur la muqueuse vésicale une influence non douteuse. Voici, en résumé, comment cette influence est comprise par M. le professeur Guyon, et minutieusement expliquée dans tous ses détails par Guiard : Lorsque la vessie est très distendue, les vaisseaux des parois vésicales, et particulièrement le réseau veineux sous-muqueux sont turgescents, ainsi qu'il est facile de le constater *de visu* quand on fait la taille hypogastrique par les procédés récents.

« Si l'on vient, dans ces conditions, à pratiquer le
« cathétérisme et à vider complètement la vessie, celle-
« ci revient sur elle-même avec d'autant plus d'énergie
« que souvent ses fibres musculaires sont plus ou moins
« hypertrophiées, les vaisseaux sont forment comprimés
« et exprimés pour ainsi dire.

« Alors même qu'il y aurait parésie vésicale et que la
« contraction musculaire n'interviendrait pas, le seul
« fait du rapprochement concentrique des parois condui-
« rait au même résultat.

« Il n'est pas rare, en effet, de voir un *suintement san-*
« *guin suivre l'expulsion des dernières gouttes d'urine* et
« témoigner immédiatement de ce véritable traumatisme
« que l'évacuation a produit. Sur un semblable terrain
« si bien préparé à l'inflammation, on conçoit sans peine
« que cette cause soit largement suffisante pour déter-
« miner une cystite violente, et consécutivement l'alté-
« ration des urines. D'autre part, la voie que le sang
« s'est frayée pour pénétrer dans la vessie reste ouverte
« aux urines bientôt altérées, et en favorise l'absorption
« avec toutes ses conséquences. Trop souvent, enfin,
« grâce au large calibre des uretères dilatés et béants,
« l'inflammation se propage de la vessie aux bassinets,
« aux calices et aux reins, et les malades sont emportés
« par une véritable infection urineuse purulente qu'il

« est facile de constater à l'autopsie. » (Guiard. — loco
citato.)

J'ai cité textuellement ce passage et j'en admets tous
les termes ; mais j'avoue que, pour ma part, en présence
de faits que j'ai observés, il me paraît bien difficile de
ne pas faire une part, aussi restreinte qu'on voudra, à
la cystite infectieuse due à l'introduction par la sonde de
matériaux septiques reçus par un terrain bien disposé.
J'estime qu'il serait imprudent de laisser croire aux
gens peu soigneux qu'il est de minime importance que
leur sonde soit malpropre.

Qu'on explique comme on voudra le développement
de la cystite par infection, que ce soit par l'introduction
de microbes à dose massive, qu'on me passe l'expression,
ou que ce soit par l'introduction avec la sonde malpropre
de matériaux albuminoïdes (pus, mucus, sang dessé-
chés), qui produisent un terrain de culture favorable
aux microbes, son existence me paraît hors de doute.
Aussi, les mesures de propreté, et même d'antisepsie
prises par tous les chirurgiens soigneux, me paraissent-
elles parfaitement justifiées, bien que théoriquement on
ne puisse jamais, malgré les précautions les plus minutieuses, affirmer qu'on a détruit jusqu'au dernier microbe
fixé à l'instrument qu'on va faire pénétrer dans la vessie.

Lorsqu'il s'agit de la pathogénie d'une maladie infectieuse, quelle qu'elle soit, il faut considérer deux facteurs
également importants : les microbes et le terrain qui les
reçoit. Les microbes auront beau être aussi nombreux,
aussi actifs que possible, ils ne se multiplieront pas et
n'occasionneront pas grand dommage s'ils tombent sur
un terrain défavorable ; d'autre part, quel que soit le
terrain, il n'y a pas de maladie infectieuse possible sans
que des microbes viennent l'ensemencer. Que les deux
conditions viennent à coïncider, la maladie se développe.

Cette conception générale de la pathogénie des maladies

infectieuses doit être admise pour certaines cystites ; le terrain est préparé par la lésion nerveuse, par la stagnation de l'urine, par la stase persistante qui résulte de la rétention et peut-être chez certains paraplégiques d'une dilatation vaso motrice ; un instrument malpropre vient apporter une colonie nombreuse de microbes qui se multiplient rapidement, se fixent à la muqueuse, s'y infiltrent et deviennent la cause d'un catarrhe vésical qui rend le terrain encore plus propice à leur repullulation.

Je le répète encore à dessein, afin qu'on n'aille pas plus loin que ma pensée, l'infection par la sonde ne vient, pour moi, qu'en seconde ligne, bien loin derrière la congestion passive qui résulte de l'évacuation brusque de l'urine après rétention un peu prolongée.

Cela est bien quand on a sondé la malade, mais il existe certainement des cas où la cystite s'est déclarée sans qu'on ait eu jamais recours au cathétérisme. Dans ces cas encore, il y a eu toujours auparavant, rétention complète on incomplète, et la turgescence des réseaux vasculaires sous-muqueux dans une vessie toujours distendue, de même que le contact continuel de la muqueuse du bas-fond avec l'urine lorsque la vessie se vide incomcomplètement, suffisent par amener à la longue une irritation chronique de la muqueuse.

On ne s'étonnera pas de voir cette stase vasculaire de cause mécanique aboutir à l'inflammation catarrhale de la muqueuse, si on réfléchit qu'il en est de même : par exemple, chez les cirrhotiques qui ont du catarrhe intestinal par stase dans le système porte, et chez les cardiaques qui ont de la bronchite par stase veineuse générale.

La cystite, qui se produit à titre de complication dans les maladies du système nerveux, est rarement aiguë, elle revêt plus souvent la forme lente et torpide à laquelle

convient le nom de catarrhe vésical ; les mictions sont
un peu plus fréquentes qu'à l'état ordinaire, et l'urine,
généralement pâle et abondante, laisse déposer une couche épaisse de pus. L'urine est en général fortement ammoniacale, surtout si le malade a été sondé, le microbe
de la fermentation urinaire étant venu s'implanter sur
un terrain favorable.

Il arrive souvent cependant, que la cystite est plus gê-
nante : elle donne lieu à des douleurs plus ou moins vives à l'hypogastre, et vers la fosse naviculaire, elle provoque des besoins de miction fréquents et impérieux,
d'autant plus pénibles que les malades ne peuvent généralement pas vider leur vessie, au moins complètement.
Les uns alors, réclament à grands cris qu'on les sonde,
ou se passent eux-mêmes la sonde un grand nombre de
fois par vingt-quatres heures. D'autres plus heureux
peuvent évacuer en tout ou en partie, le contenu de leur
vessie, mais s'épuisent en efforts douloureux pour arriver à ce résultat.

Lorsque la cystite est déjà un peu ancienne, on peut
voir du sang se mélanger à l'urine, ou rester en petits
caillots au fond du vase; c'est l'indice de la production
d'ulcérations qui siègent généralement au niveau du bas-
fond, et peuvent intéresser toute l'épaisseur de la muqueuse vésicale.

Enfin il n'est pas rare de voir, après un temps plus ou
long, l'état général du malade s'aggraver : l'appétit diminue, la soif est vive et la langue sèche, le ventre est
ballonné, la peau est sèche et jaunâtre, il y a parfois des
frissons légers et la température reste constamment au-
dessus de la normale sans toutefois dépasser 39° le soir.
En même temps il existe une douleur sourde, augmentée
par la pression, de chaque côté de la colonne lombaire ;
on trouve en un mot tous les symptômes d'une pyélo-
néphrite suppurée, qui s'ajoutent et se superposent à

ceux de la maladie initiale. La propagation s'est faite de la vessie aux reins par les uretères dilatés, par les bassinets et les calices.

On trouve à l'autopsie, en même temps que les lésions de la cystite : boursoufflement, couleur brunâtre ou ardoisée de la muqueuse, ulcérations, etc. ; des lésions très avancées du rein quelquefois réduit à une sorte de coque limitant des poches cloisonnées remplies de pus et d'urine ammoniacale ; si les lésions rénales sont moins anciennes on voit des abcès plus petits, et dans le tissu qui les sépare, on trouve des altérations analogues à celles de la néphrite interstitielle.

# TROISIÈME PARTIE

## Étude clinique.

### *I. Ataxie locomotrice.*

Les troubles de miction de l'ataxie locomotrice ont été
mentionnés pour la première fois je crois par Duchenne
(de Boulogne) (1). Ils ont été depuis étudiés surtout par
M. Topinard (2), par M. Charcot (3), par mon savant
maître le professeur Guyon, qui en a observé un très
grand nombre de cas, et a bien voulu me faire profiter
des résultats de sa vaste expérience sur ce sujet. Enfin
M. Fournier (4) a écrit sur les troubles urinaires de
l'ataxie, le chapitre le plus complet qui ait encore été
publié, dans son remarquable livre sur l'ataxie locomotrice.

J'ai compulsé un très grand nombre de thèses sur
l'ataxie locomotrice, et j'ai pu ainsi m'assurer que la
proportion des ataxiques ayant eu des troubles urinaires est considérable; c'est malheureusement à peu près
le seul renseignement que j'ai pu en tirer, car dans toutes ces observations, même les mieux prises, on se borne
généralement à mentionner l'existence de troubles de la
miction : on trouve que le malade a eu de la rétention
d'urine, ou plus souvent de l'incontinence, et le symp-

(1) Duchenne (de Boulogne). De l'électrisation localisée.

(2) Topinard. Ataxie locomotrice, 1864.

(3) Charcot. Leçons snr lesmaladies du système nerveux.

(4) A. Fournier. De l'ataxie locomotrice d'origine syphilitique,
1882.

tôme n'est pas analysé, on ne sait quand ni comment il se produit, à quelle période de la maladie ; or l'étude minutieuse du symptôme dans tous ses détails a une grande importance. J'ai donc dû renoncer à me servir des observations publiées antérieurement, et j'ai cherché à en recueillir le plus grand nombre possible. J'ai, avec l'autorisation des chefs de services auxquels je renouvelle ici l'expression de ma reconnaissance, pris les observations de tous les ataxiques de l'hôpital Laënnec, d'un très grand nombre de ceux de l'hospice de Bicêtre, et d'un certain nombre des malades de la Salpêtrière, et c'est au moyen de ces observations que j'ai rédigé ce chapitre.

### I. Fréquence et époque de l'apparition des symptômes urinaires.

Ainsi que je l'ai dit tout à l'heure, les troubles urinaires sont très fréquents chez les ataxiques : Sur cent-soixante observations environ qui se trouvent dans le mémoire de M. Topinard, les troubles de miction sont mentionnés quarante-sept fois, ce qui constitue une proportion d'environ 3 sur 10.

Si je m'en rapporte à mes propres observations, j'arrive à la proportion d'environ 9 sur 10. Il est vrai que mon interrogatoire a été toujours fait à ce point de vue, et que bon nombre de malades qui n'accusaient pas spontanément des troubles urinaires ou qui au premier abord déclaraient ne pas en avoir, montraient bientôt par leurs réponses à un interrogatoire un peu détaillé que la miction était bien loin d'être normale chez eux.

Je crois donc pouvoir formuler cette proposition : *Presque tous les ataxiques ont ou ont eu à une époque quelconque de leur maladie, des troubles de la miction.*

Le moment de l'apparition de ces troubles, est en effet des plus variables : dans la moitié des cas environ (19 sur 38), les symptômes urinaires n'ont apparu qu'à la troisième période de la maladie où à la fin de la seconde, alors que l'ataxie était confirmée depuis plusieurs années déjà.

Moins souvent (un cinquième des cas environ), la miction a commencé à être troublée en même temps qu'apparaissaient les douleurs fulgurantes.

Mais ce qui est bien plus important, c'est de voir que dans près du tiers de mes observations (12 sur 38) l'apparition des troubles de la miction a précédé celle des premiers symptômes, qu'on est habitué à rattacher ordinairement à l'ataxie locomotrice.

Parfois, les premières douleurs fulgurantes ou les premiers troubles locomoteurs ont suivi de près l'apparition des symptômes urinaires (15 jours dans l'obs. IX).

D'autres fois, au contraire, il s'est écoulé des années pendant lesquelles les symptômes tabétiques sont restés limités à un désordre de la miction.

Ce fait, sur lequel MM. les professeurs Guyon et Fournier ont insisté à juste titre, mérite qu'on le prenne en sérieuse considération, car il y aura lieu de se demander si dans tous ces cas on n'aurait pas pu arriver à diagnostiquer la sclérose des zônes radiculaires postérieures de la moelle encore à son début, avant qu'elle n'ait donné lieu aux symptômes classiques du tabes dorsalis. Je reviendrai sur cette importante question à la fin de ce chapitre.

Des troubles urinaires ont pu s'atténuer ou même disparaître pendant que la maladie continuait à progresser.

II.- CLASSIFICATION DES TROUBLES URINAIRES DES ATAXIQUES.

Bien qu'ils soient multiples, et de nature très diverse, ces troubles urinaires peuvent se mettre en parallèle avec

les autres symptômes tabétiques, et se rangent absolument
dans le même cadre :

C'est ainsi que, si on prend les troubles de la sensibilité, on sait qu'on trouve chez les ataxiques : 1°des douleurs fulgurantes : de l'anesthésie localisée.

Du côté des organes urinaires, même chose : 1° des
douleurs fulgurantes (crises vésicales ou urèthrales) ;
2° de l'anesthésie, soit de la muqueuse vésicale, soit de
l'urèthre, soit des deux ensemble.

Si on considère les troubles moteurs, on constate
l'existence de phénomènes d'ordre paralytique, et d'incoordination motrice. Il en est de même du côté des
voies urinaires où l'on rencontre des symptômes dus à
la paralysie ou mieux à la parésie des muscles de la
vessie ou de l'urèthre, et des symptômes qu'il est impossible d'expliquer à moins d'admettre une véritable
incoordination motrice de ces mêmes parties musculaires, à laquelle peut se joindre l'incoordination des
muscles abdominaux adjuvants de la miction.

Je ne vois pas d'ailleurs pourquoi on se refuserait à
admettre l'incoordination motrice de la vessie, sous prétexte que c'est un muscle lisse, alors qu'on voit fréquemment un fait de même ordre s'accomplir lors des crises
gastriques de l'ataxie. Les vomissements, qui se produisent fréquemment pendant ces crises, ne peuvent pas
s'expliquer uniquement par des contractions du diaphragme et des muscles abdominaux qui n'ont jamais
été signalées dans ces cas, que je sache ; force est bien
d'admettre des contractions anormales antipéristalti-
ques de la tunique musculeuse de l'estomac. J'admets la
même explication pour le muscle vésical, et les symptômes que je décrirai dans un instant me semblent ne pouvoir se rapporter qu'à une véritable ataxie vésicale, à
laquelle s'ajoute probablement l'incoordination du
sphincter trié de la région membraneuse de l'urèthre.

On voit souvent les troubles moteurs succéder aux troubles de la sensibilité et réciproquement, on peut les voir alterner entre eux ou alterner avec d'autres symptômes du tabes ; enfin c'est parfois en même temps qu'une crise de douleurs fulgurantes, souvent qu'une crise gastrique qu'on voit se produire des troubles de miction.

Il est un troisième ordre de symptômes urinaires qui dépend des deux premiers, surtout des troubles moteurs, et leur est consécutif, je veux parler de la cystite, qui n'est pas rare dans ces cas, et survient généralement à une période avancée de la maladie ; je ne reviendrai pas sur sa pathogénie (voir page 61).

### III. — Troubles moteurs.

Je les ai observés 36 fois sur 39 observations.

Rarement la paralysie complète de la vessie s'est montrée, au moins à l'état permanent, elle n'a jamais été que transitoire et s'est produite moins fréquemment qu'une simple parésie plus ou moins accentuée du muscle vésical (20 fois sur 39 cas).

Parfois cependant, une rétention absolue, survenue quelquefois brusquement, a nécessité le cathétérisme pendant un temps plus ou moins long.

En général, le malade remarque qu'il est obligé à un effort plus considérable qu'autrefois pour évacuer son urine, il doit « pousser plus fort ». C'est le début de la miction qui est surtout difficile, et c'est d'ailleurs le moment qui, déjà à l'état physiologique, exige un petit effort. Il faut souvent plusieurs minutes avant d'obtenir le commencement du jet, parfois même les malades sont obligés de renoncer momentanément à uriner quand ils n'y peuvent mettre le temps et l'effort nécessaires ; c'est ce qui leur arrive souvent dans les urinoirs publics, lorsqu'ils se sentent gênés par la présence de quelqu'un qui attend son tour et s'impatiente.

M. le Professeur Fournier et M. Maurice Raynaud ont cité des cas de ce genre dans lesquels une mauvaise plaisanterie, ou un mot d'impatience, avait occasionné une véritable querelle dans un urinoir public.

Le premier jet une fois obtenu, il est quelquefois normal, souvent pourtant il est petit et sans vigueur ; d'autres fois il s'arrête pour reprendre, mais cela rentre dans les cas d'ataxie vésicale.

Beaucoup de malades ne peuvent uriner qu'en prenant une posture spéciale qui favorise leurs efforts : les uns, et ils sont nombreux, n'urinent qu'en allant à la selle (obs. I, XXX); d'autres arrivent au même résultat en s'accroupissant (obs. II, XXVI); un d'entre eux, au contraire (obs. V), affirmait ne pouvoir uriner que couché ; le malade de l'observation XVI. se levait lorsqu'il était couché, ne pouvant uriner que debout ou à genoux sur son lit.

Certains malades ne vident pas leur vessie complètement, et ne parviennent à en expulser que le trop-plein; si on vient à presser fortement sur la région hypogastrique, on voit encore l'urine sortir en jet, même après qu'ils viennent d'uriner, c'est ce dont on peut s'assurer aussi par le cathétérisme, mais il convient d'être sobre de ces sortes d'explorations, ces malades étant déjà très disposés par leur trouble urinaire à la production d'une cystite.

La parésie peut frapper aussi les sphincters, et alors on voit se produire de l'incontinence : soit que l'urine s'échappe presque goutte à goutte, soit que des mictions involontaires se produisent à intervalles très rapprochés (obs. VIII, XII, XIX.)

Il peut arriver que l'incontinence se produise seulement pendant le sommeil (obs. I, XIX, XXIV et c'est alors une variété de miction inconsciente qui peut se produire, soit ainsi que je l'ai indiqué dans la deuxième partie de ce travail (page 49), soit par suite de la parésie du sphincter lisse qui n'est plus aidé aussi efficacement par son congénère strié en l'absence de toute incitation volontaire.

J'appellerai en passant, l'attention sur ce fait que le malade de l'observation I, qui a eu de l'incontinence nocturne pendant assez longtemps, avait eu de l'incontinence infantile jusqu'à l'âge de dix ans.

Les troubles de miction que je rattache à l'incoordination motrice se sont produits dix-huit fois sur les trente-neuf cas d'ataxie, dont je donne l'observation plus loin; ces phénomènes sont donc loin d'être rares.

Voici le type le plus commun, tel qu'on le trouvera relaté dans un grand nombre d'observations :

Le malade sent le besoin d'uriner, il se met en posture de le satisfaire, mais ses efforts restent sans résultat, pas une goutte d'urine ne s'écoule ; au bout d'un temps plus ou moins long passé en efforts infructueux, il finit par y renoncer, referme son vêtement ; souvent il n'a pas fait deux pas qu'il sent l'urine s'écouler dans son pantalon (obs. III, XXV, XXVI), il s'empresse alors de se présenter de nouveau à l'urinoir, et parfois l'urine continue à s'écouler, mais il arrive souvent que le jet d'urine s'arrête au moment où il cherche à faire effort pour repartir de nouveau quand il renonce une seconde fois. Il semble que ces efforts maladroits gênent et contrarient la miction au lieu de l'aider.

Quelquefois, la situation est presque la même, après une tentative sans résultat, le malade peut s'éloigner à une certaine distance ; mais son besoin devient brusquement irrésistible, c'est à peine s'il a le temps de courir à l'urinoir dont il vient de sortir, et l'urine sort facilement et abondamment (obs. IV, XI, XXII).

L'ataxie vésicale revêt encore d'autres formes, l'une d'elles a été bien décrite par M. le professeur Fournier : la miction a été longue à mettre en train, enfin l'urine s'écoule, mais elle s'arrête brusquement, puis reprend pour s'arrêter encore, et ne se termine qu'après plusieurs reprises qui occupent un temps souvent fort long ; les malades urinent en plusieurs actes, comme disait un malade de M. Fournier.

Chez d'autres malades, on constate un trouble tout à fait différent sur lequel insiste beaucoup M. le professeur Fournier, et qu'il considère comme très fréquent au début de l'ataxie, lui accordant même une valeur caractéristique : Les malades remarquent de temps en temps qu'ils ont laissé échapper quelques gouttes d'urine dans leurs vêtements, soit sans qu'ils puissent invoquer aucune cause, soit à l'occasion d'un effort, d'un accès de toux, d'un mouvement brusque ; mais le plus souvent, d'après M. Fournier, ce petit filet d'urine s'échappe quand le besoin d'uriner a été quelque temps retenu, ou pendant le sommeil, ou encore le matin au réveil, quand la vessie est distendue ; le malade est impuissant à le retenir, et n'en est même averti qu'en se sentant mouillé.

Ce trouble urinaire s'est rencontré très nettement quatre fois sur quarante cas (obs. V, XX, XXXI et XXXIII), et chez ces quatre malades, il s'est produit dès le début, deux fois même avant tout espèce d'autre symptôme tabétique.

Dans plusieurs cas, la quantité d'urine expulsée, au lieu de se borner à quelques gouttes, était beaucoup plus considérable, la vessie se vidant complètement par une contraction involontaire (obs. III, XV, XXVIII.)

## IV. — Troubles sensitifs.

Ils ont une importance de premier ordre, en effet, quelle que soit leur nature, lorsqu'on les constate en l'absence de toute lésion organique de la vessie et de l'urèthre, il y a de grandes chances pour qu'on ait affaire à un ataxique.

Les troubles sensitifs sont de deux ordres tout à fait différents : on observe tantôt l'anesthésie des muqueuses de la vessie ou de l'urèthre ; tantôt des douleurs très vives constituant les crises vésicales de l'ataxie.

L'anesthésie de la muqueuse vésicale, que je ne traiterai ici qu'au point de vue clinique, ayant déjà suffisamment étudié la question à un autre endroit (1), peut exister isolément, ou conjointement avec l'anesthésie de l'urèthre.

Dans le premier cas, qui doit être rare, car je n'en possède pas une seule observation, l'urine est sentie à son passage dans le canal urèthral, mais le besoin d'uriner n'est pas perçu, ou ne l'est que confusément ; peut être pourrait-on ranger dans cette catégorie le malade de M. Fournier, cité par lui page 105 de son livre sur l'ataxie locomotrice, et où il n'est pas mentionné que l'écoulement de l'urine ne soit pas senti par le malade : Un de mes clients, écrit M. Fournier, restait quelquefois une journée entière sans uriner, et sans s'apercevoir, distrait qu'il était par le souci d'intérêts considérables, qu'il n'avait pas vidé sa vessie depuis le matin. « J'ai perdu, me disait-il, le besoin d'uriner ; je n'urine plus que par raison, à heures fixes, où je m'impose l'obligation de songer à moi, sans quoi je ne viderais jamais ma vessie, je crois. »

(1) Voir 2e partie. Troubles de la sensibilité, Anesthésie de la vessie, p. 55.

Chez ce malade intelligent, et qui s'observait, au moins à ses heures, la sensation de besoin était absolument nulle ; il en était de même chez le malade de l'observation XVIII, mais il n'en est pas toujours ainsi.

Tous ceux que j'ai observés avaient en même temps l'anesthésie de la vessie et de l'urèthre ; chez deux d'entre eux (obs. V et XII), la sensation normale de besoin était remplacée par une sensation de plénitude, de tension abdominale, de tuméfaction hypogastrique, qui les avertissait que la vessie était distendue et qu'elle avait besoin d'une évacuation. Cette sensation se renouvelait généralement deux fois par vingt-quatre heures.

Chez un malade (obs. XIII), l'anesthésie vésicale ne semblait pas permanente, car il se plaignait seulement de ne pas *toujours* sentir de besoin.

Le nommé Teiss... (obs. XII), dont la vessie était anesthésiée, voyait souvent ses urines s'écouler involontairement, sans avoir eu la sensation de besoin ; chez lui l'arc réflexe vésico-spinal était encore intact, tandis que l'arc vésico-cérébral était interrompu au niveau des conducteurs centripètes. (Voir page 116.)

Enfin, le malade de l'observation XVIII, qui avait de l'anesthésie vésicale et urèthrale, voyait se produire des mictions inconscientes toutes les fois que survenaient ses crises gastriques.

L'anesthésie de l'urèthre accompagne ordinairement, ainsi que je viens de le dire, l'anesthésie de la muqueuse vésicale ; mais elle peut aussi se rencontrer isolément d'une façon relativement fréquente. Voici quelques chiffres tirés de l'ensemble de mes observations d'ataxiques :

Sur trente-trois hommes ayant présenté un trouble quelconque de miction ; j'ai vu : cinq fois l'anesthésie urèthrale jointe à l'anesthésie vésicale, onze fois l'anesthésie uréthrale seule.

Ces seize malades avaient tous des troubles moteurs à un degré quelconque.

Sur huit femmes : une seule fois l'urèthre était nettement anesthésié, et dans ce cas la sensibilité vésicale était fort diminuée.

Ce qui revient à dire que l'anesthésie de l'urèthre, isolée ou non, s'est rencontrée dans la moitié des cas où le tabes dorsal avait donné lieu à des troubles de miction. (Je rappelle que ces troubles ont existé chez les ataxiques qu'il m'a été donné d'examiner, dans la proportion de neuf dixièmes.) On voit donc que l'anesthésie uréthrale à une réelle importance pour le diagnostic de l'ataxie, tout au moins chez l'homme.

Chez la femme, sa fréquence paraît beaucoup moindre (une sur huit), tandis que les troubles moteurs, et surtout ceux dûs à la parésie vésicale m'ont semblé, autant que j'ai pu en juger par le petit nombre d'observations qu'il m'a été possible de recueillir, à peu près aussi fréquents que chez l'homme, mais ils veulent être cherchés davantage.

L'anesthésie de l'urèthre a pour résultat d'empêcher de sentir le passage de l'urine dans le canal ; il s'en suit plusieurs inconvénients : les malades ont, à peu près toujours en pareil cas, quelque trouble moteur de la vessie, ils sont longs à entamer la miction ; or, comme ils n'ont pas la sensation du moment où commence cette miction, il leur arrive parfois de se retirer après plusieurs minutes d'efforts, convaincus qu'ils ont vidé leur vessie, alors qu'ils n'en ont pas évacué une seule goutte; la vue du jet d'urine peut les renseigner, mais ils se tromperont infailliblement s'ils sont dans l'obscurité. Il arrive à certains d'entre eux quelque chose de très remarquable : de même que certains ataxiques, gênés par l'anesthésie plantaire et l'incoordination motrice des membres inférieurs, seraient dans l'impossibilité absolue de faire un seul pas dans l'obscurité, de même il en est que l'anesthésie uréthrale, et l'incoordination de la vessie empêchent complètement d'uriner dans l'obscurité, ou lorsqu'une cause quelconque les empêche de regarder leur méat. (Obs. XIII, XVII, XXIII.)

Le plus grand nombre arrive tout de même à uriner sans y voir, mais ils usent d'un artifice pour savoir quand commence ou finit la miction : ils mettent leur doigt tout contre le méat, et la sensation tactie vient remplacer la sensation visuelle ; d'autres se guident sur le bruit que fait l'urine en tombant dans le vase.

Dans le court chapitre que j'ai consacré à l'anesthésie de l'urèthre considérée au point de vue général, j'ai dit un mot relativement à l'anesthésie de la muqueuse prostatique, qui à l'état normal est le siège de la sensation du besoin pressant d'uriner, et le point de départ de l'acte moitié réflexe et moitié volontaire par lequel l'occlusion du sphincter est assurée. Cette sensation spéciale, et l'acte qui en est la conséquence, disparaissent donc quand la muqueuse prostatique est devenue insensible. Je crois pouvoir attribuer à ce fait la production de ces micturitions involontaires (qu'on me pardonne ce néologisme), signalées par M. le professeur Fournier.

Je remarque, en effet, qu'elles se produisent constamment quand la vessie est pleine : quand une envie d'uriner n'a pas été immédiatement satisfaite, ou au réveil quand la vessie est fortement distendue, dit M. Fournier. Dans ces conditions, le sphincter membraneux, non averti par la muqueuse prostatique n'a pas pu se mettre en état d'occlusion parfaite, et laisse passer le petit filet d'urine qui, à l'état normal, serait refoulé dans la vessie. (Voir physiologie de la miction, page 5.)

Si je considère à présent les trois cas dans lesquels j'ai observé l'expulsion involontaire d'une petite quantité d'urine, je remarque que le malade de l'observation V

avait de l'anesthésie de la vessie et de l'urèthre, par conséquent de la région prostatique également.

Le malade de l'observation XX ne sentait que très im-
parfaitement passer l'urine dans son canàl, et de plus
avait des symptômes d'ataxie vésicale.

Quant à celui de l'observation XXXI, le symptôme se
produisit chez lui avant l'apparition des douleurs fulgurantes.

Je dirai enfin pour terminer ce qui a rapport à l'anesthésie vésico-uréthrale, qu'elle est presque toujours accompagnée de l'anesthésie de la surface cutanée : tantôt
c'est une anesthésie plus ou moins complète des membres inférieurs avec participation du tégument des organes génitaux, y compris la muqueuse du gland ; plus
souvent ce sont des plaques d'anesthésie disposées tantôt
irrégulièrement, tantôt presque symétriquement ; parfois, enfin, il n'y a qu'un affaiblissement général de la
sensibilité des parties inférieures du corps, avec retard
des perceptions sensitives.

### CRISES VÉSICALES ET URÈTHRALES.

Quand on parle de troubles urinaires chez des ataxiques, c'est presque toujours les crises vésicales qu'on a
en vue, les mettant en parallèles avec les autres crises
viscérales : gastriques, laryngées, etc. Elles sont pourtant bien moins fréquentes que les troubles urinaires
que j'ai passés en revue précédemment, puisque je ne
les ai rencontrées que quatre fois sur quarante et une
observations.

Les crises vésicales sont indiquées par M. Fournier
comme pouvant éclater brusquement à la période præ-
ataxique du tabes ; le plus souvent cependant, elles
surviennent au moment où la maladie est pleinement
confirmée.

Ces crises sont rarement permanentes, ainsi que le nom l'indique, elles surviennent à intervalles plus ou moins régulières sous forme d'accès qui durent ordinairement de un à plusieurs jours.

Lorsque la crise survient, le malade sent une douleur lancinante au-dessus du pubis, avec irradiation vers la verge, puis un ténesme horrible qui oblige le patient à expulser à chaque minute les quelques gouttes d'urine contenues dans la vessie ; ces efforts de miction, presque involontaires, sont accompagnés de contraction spasmodique du col vésical extrêmement pénibles. Chaque miction exagère la souffrance, et le passage de l'urine détermine souvent une sensation de brûlure atroce.

Il se produit souvent en même temps du ténesme rectal. Parfois les crises sont moins violentes, et tout se borne à des besoins fréquents d'uriner avec douleur plus ou moins durable à la fin de la miction, sans que l'urine renferme une goutte de pus permettant d'admettre une cystite.

On a cependant noté parfois de l'hématurie au moment des crises (obs. XXVII).

La crise vésicale peut s'accompagner d'uréthralgie, cette dernière peut même exister seule et constitue une véritable crise uréthrale. Chez le malade de l'observation XXVIII, la douleur commence à la racine de la verge, elle s'irradie vers le gland qui est le siège d'élancements douloureux que le malade compare à ceux d'un panaris. Au bout de quelque temps, la douleur se porte vers le rectum, puis il se produit un grand besoin d'uriner.

Chez ce malade, les crises durent de un à deux jours, et se reproduisent plusieurs fois par semaine, une crise de douleurs fulgurantes dans les membres inférieurs suivant presque toujours chaque crise uréthrale.

En outre de troubles de miction d'ordre moteur, il éprouve à chaque miction une sensation douloureuse de brûlure tout le long du canal ; il est inutile d'ajouter qu'on ne lui trouve pas trace d'uréthrite.

Quand les symptômes classiques du tabes manquent encore ou lorsqu'ils passent inaperçus, ces crises vésico-uréthrales ont pu donner le change, et faire croire à une lésion locale. M. le professeur Fournier rapporte l'observation d'un malade vu par un de ses anciens internes, le D<sup>r</sup> Curtis (de Boston) ; ce dernier établit le véritable diagnostic, alors que deux de ses confrères croyaient à l'existence d'un calcul vésical.

Je me rappelle avoir vu en 1879, dans le service de M. le professeur Guyon, un malade qui avait été opéré de la taille périnéale par M. Verneuil, disait-il, non pas qu'on ait cru à l'existence d'un calcul, mais dans l'espoir de faire cesser un spasme douloureux du col qui rendait l'existence insupportable à ce malade encore très jeune, tous les autres moyens ayant échoué.

Cette opération n'amena aucun soulagement, et le malade continua à avoir des besoins fréquents et impérieux d'uriner, avec miction douloureuse terminée par une contraction spasmodique extrêmement pénible du col de la vessie. Il était par moments obligé d'uriner tous les quarts d'heure. J'ai le regret de n'avoir pas pris alors l'observation détaillée de ce malade et je n'ai pas tardé à le perdre de vue, mais je suis actuellement certain qu'il s'agis sait dans ce cas de troubles vésicaux préataxiques du tabes.

---

Y a-t-il donc moyen de diagnostiquer l'ataxie locomotrice alors que les symptômes urinaires sont les seuls dont se plaigne le malade ?

Le plus souvent : oui.

D'abord, il est très fréquent, qu'un malade qui vient consulter uniquement pour des troubles de miction ait déjà quelques autres symptômes dont il ne songe pas à se plaindre, ou dont il ne se rend pas compte par lui-même, et qu'un examen complet et attentif révélera au médecin. C'est pourquoi il faudra, toutes les fois qu'avec un trouble urinaire quelconque, un examen méthodique des voies urinaires ne donnera pas la raison des symptômes, penser à une affection nerveuse, et en particulier à l'ataxie locomotrice. L'examen dirigé dans ce sens restera rarement sans résultat :

Tantôt la signature de la maladie nerveuse se trouvera facilement ; le malade aura eu des douleurs fulgurantes qu'il a prises pour des douleurs rhumatismales ; ou bien il aura déjà un commencement d'incoordination et marchera mal dans l'obscurité, ou ne pourra sans manquer de tomber se tenir debout, les talons joints et les yeux fermés ; ou encore il aura eu de la diplopie, une paralysie de la troisième paire, qui peut-être aura disparu après avoir persisté pendant un certain temps.

Tantôt il faudra chercher davantage, donner leur réelle interprétation à des troubles gastriques dans lesquels on reconnaîtra des crises gastriques de l'ataxie, interroger les réflexes rotuliens du genou, rechercher l'état de la sensibilité des membres inférieurs, la lenteur des perceptions sensitives, et tous les symptômes tabétiques qui ne se révèlent pas d'eux-mêmes.

L'incoordination de la marche elle-même a souvent besoin d'être recherchée avec soin au début de la maladie, et pour la découvrir dans les cas difficiles, je ne saurais mieux faire que de recommander l'emploi des six procédés préconisés par M. Fournier, à savoir :

1° Faire marcher le malade au commandement ;

*Première épreuve.* — Le malade étant assis, le prier de se lever et de se mettre en marche aussitôt levé.

*Deuxième épreuve.* — Faire marcher le malade en le priant de s'arrêter court sitôt qu'il en recevra le signal.

*Troisième épreuve.* — Mouvement subit de volte-face.

2° Faire descendre un escalier;

3° Faire marcher ou tenir debout les yeux fermés;

4° Examiner l'attitude à cloche-pied;

5° Faire fermer les yeux dans l'attitude précédente;

6° Rechercher avec soin le signe de Westphal (réflexe tendineux rotulien).

Mais on pourra ne trouver, malgré les plus minutieuses recherches, aucun de ces signes si précieux pour le diagnostic de l'ataxie; faudra-t-il donc alors renoncer à faire le diagnostic du tabes, rien qu'à l'aide des symptômes urinaires? MM. les professeurs Fournier et Guyon ne le pensent pas, et je partage leur manière de voir.

Tous les cas, évidemment, ne sont pas au même degré caractéristiques, mais certains troubles de la miction sont assez spéciaux aux ataxiques, pour qu'à leur aide, et en l'absence de tout autre signe, on puisse arriver à un diagnostic qui offre une quasi-certitude.

Je signalerai, en premier lieu, cet accident dont M. Fournier a bien reconnu toute la valeur, et qui consiste dans l'expulsion involontaire, parfois inconsciente, d'un petit filet d'urine : « réserve faite pour les affections organiques de l'urèthre ou de la vessie, ce symptôme appartient en propre aux grandes maladies du système nerveux central......... et j'ajouterai, tel que je l'ai décrit, réduit à la simple émission accidentelle et intermittente d'un léger filet d'urine, ce symptôme est presque caractéristique du tabes. En tout cas, il s'observe dans le tabes bien plus fréquemment que dans aucune autre affection spinale ou cérébrale (1). »

Un autre trouble qui me semble pathognomonique,

_______

(1) A. Fournier. Loc. cit.

Geffrier.                                          6

c'est celui qui résulte de ce que j'ai appelé l'ataxie vésicale. Je ne puis revenir ici sur les détails de ce symptôme auquel j'ai consacré de longs développements
déjà (voir p. 69 et suiv.). Je me contente de répéter que
la plupart du temps l'ataxie vésicale ne saute pas aux
yeux et veut être recherchée par un interrogatoire
patient et méticuleux.

Je n'hésite pas à affirmer que, dès qu'on aura constaté d'une façon indubitable cette incoordination vésicale, on pourra hardiment porter le diagnostic d'ataxie
locomotrice, même en l'absence de tout autre signe.

Cette ataxie vésicale, d'ailleurs, n'est pas rare, puisque je l'ai rencontrée 17 fois sur 41 observations.

Trois fois l'ataxie vésicale avait existé avant que le
malade ressentît aucun autre symptôme tabétique
(obs. XX, XXV, XXVIII).

Le malade de l'observation XX avait en même temps
le signe de M. Fournier : l'émission involontaire de
quelques gouttes d'urine sitôt que survenait le besoin.
Dans un cas pareil, on ne devrait pas hésiter à diagnostiquer le tabes au début.

Il est un troisième ordre de symptômes qui me paraît
avoir une grande valeur pour le diagnostic précoce de
l'ataxie locomotrice, je veux parler de ceux qui tiennent
à l'anesthésie de la vessie ou de l'urèthre. En dehors du
tabes, cette anesthésie n'existe guère que dans l'hystérie
et dans les lésions traumatiques de la moelle ; il est facile d'éliminer ces dernières ; reste donc l'hystérie qu'on
sera rarement amené à admettre chez l'homme ; lorsqu'il s'agira d'une femme, il faudra se tenir davantage
sur ses gardes, mais une fois prévenu, il y aura peu de
chances de s'y tromper, car l'hystérie ne se dénote guère
par un seul symptôme isolé : une recherche attentive
permettra de reconnaître, soit de l'ovaralgie, soit la sensation de boule hystérique, soit de l'hémianesthésie, soit

enfin de la dyschromatopsie, assez enfin pour pouvoir conclure à l'hystérie en toute sécurité. Quand bien même un symptôme net d'hystérie viendrait à manquer, l'étude du caractère, de l'habitus extérieur de la malade, suffiront la plupart du temps à faire admettre cet état névropathique dont la parenté avec l'hystérie est si bien dépeinte par le mot hystéricisme.

Quand, au contraire, on ne trouvera rien de tout cela, on pourra porter le diagnostic d'ataxie au début, et on ne se trompera pas souvent.

La cystite, qui se déclare assez fréquemment chez les ataxiques (7 fois sur 41 cas), ne présente rien de bien particulier ; elle est dûe, selon toute probabilité, à la stagnation de l'urine dans une vessie qui se vide mal, et se produit de la même façon que chez les paraplégiques, et même les prostatiques qui ne vident pas leur vessie. Il se produit souvent des ulcérations de la muqueuse vésicale, ce qui donne lieu à des mictions sanguinolentes (obs. LII).

Il ne faut pas la confondre avec les crises vésicales, qui ne sont, à proprement parler, que de la cystalgie, et produisent comme la cystite elle-même de la fréquence des mictions, un ténesme douloureux et des cuissons le long du canal jusqu'au méat. C'est l'examen de l'urine qui tranchera ordinairement la question ; dans le cas de cystalgie (crise vésicale), l'urine est acide, limpide, claire ; dans le cas de cystite, elle est ammoniacale, fétide, trouble, et laisse déposer du pus glaireux et parfois du sang.

D'ailleurs, dans l'intervalle des crises vésicales, les mictions se font sans souffrance et leur fréquence disparaît ; tandis que la cystite, une fois installée, dure indéfiniment. Ces cystites sont cependant susceptibles de guérir par un traitement approprié ; j'ai pu guérir la cystite du malade de l'observation XXVIII, Montal....

en lui donnant de la térébenthine à l'intérieur et en lui faisant matin et soir un lavage de la vessie avec une solution chaude à 3/100 d'acide borique.

## II. Paraplégie.

Je mets en bloc toutes les paraplégies, car, au point de vue de leur retentissement sur l'excrétion urinaire, peu importe leur cause ; ce qui influe surtout sur la nature du trouble apporté à la miction, c'est le niveau de la lésion médullaire, et d'autre part, le degré d'altération de la moelle à ce niveau ; en d'autres termes, il importe de savoir si, à l'endroit lésé, la moelle est complètement détruite ou désorganisée, ou bien s'il reste encore à ce même niveau un certain nombre d'éléments assez sains pour fonctionner encore, soit comme centres, soit comme conducteurs.

Lorsqu'on voit les résultats qu'ont donné entre les mains de Budge ou de Kupressow l'expérimentation sur les animaux, on est tenté de trouver qu'il est très facile d'établir, à priori, quels seraient les troubles apportés à la miction lors de paraplégie : il suffira de savoir à quelle hauteur de la moelle siège la lésion, pour pouvoir en conclure d'avance comment s'opérera la miction.

Cette illusion est de courte durée quand on lit un certain nombre d'observations de paraplégiques.

J'ai été quelque peu découragé, je l'avoue, en constatant cette discordance entre les résultats de la clinique et ceux de l'expérimentation physiologique.

En premier lieu, dans toutes les observations de paraplégie, les troubles de miction ne sont caractérisés que par ces deux seuls mots : rétention ou incontinence ; tantôt l'un, tantôt l'autre, quelquefois tous deux, mais rarement on indique la façon dont l'un a fait place à l'autre.

Le mot incontinence est employé indifféremment pour désigner plusieurs états très différents qui n'ont entre eux que ce point commun, que le malade laisse couler son urine dans son lit ou ses vêtements. Bien souvent, on qualifie d'incontinence la miction par regorgement, qui doit être considérée comme rétention, et toujours l'incontinence désigne à la fois, en même temps que l'incontinence vraie dans laquelle l'urine ne séjourne pas dans la vessie, ces deux modes de miction que j'ai étudies dans la seconde partie de ce travail : la *miction inconsciente* et la *miction involontaire*.

Or, pour éclaircir ce point de physiologie pathologique il faut étudier avec soin la façon dont se traduit le trouble de miction, comment il se transforme à mesure que la lésion médullaire progresse ou rétrograde, et mettre toujours en parallèle l'état des membres inférieurs avec ce qui se passe du côté de la vessie et de l'urèthre.

La chose n'est pas facile, même quand on prend soi-même l'observation d'un paraplégique : quand on ne l'a pas vu dès le début, quand on n'a pas pu le suivre pendant longtemps, l'interrogatoire n'est pas toujours exempt de difficulté ; on devra souvent renoncer à savoir si, à un moment donné, le malade qui perdait ses urines, les perdait par un suintement continuel ou par une évacuation intermittente ; si ces évacuations étaient *conscientes*, c'est-à-dire senties du malade autrement que par le contact de l'urine sur ses téguments, mais *involontaires*, ou si elles étaient *inconscientes*.

Ces nuances sont difficiles à saisir, et souvent les malades sont incapables de donner des renseignements exacts à ce sujet.

Quant à la miction par regorgement, il est impossible de savoir si elle a existé quand le malade n'a pas été sondé, et c'est pour cela que je considère comme suspectes des incontinences qui se sont produites dans des conditions telles qu'on aurait dû s'attendre à trouver de la rétention d'urine.

. Mais dans la rareté des observations exactes et complètes ne réside pas toute la difficulté ; il en existe d'un autre ordre et d'une solution plus difficile encore : Les lésions de la moelle, même les lésions traumatiques, sont rarement bien nettes et limitées, et rarement elles intéressent un segment de moelle dans toute son épaisseur. Souvent, au contraire, elles sont diffuses, s'étendant en hauteur aussi bien qu'en largeur, parfois multiples, ordinairement incomplètes, c'est-à-dire laissant encore fonctionner un certain nombre de tubes nerveux ou de cellules grises. On est donc bien loin en clinique des conditions expérimentales dans lesquelles se sont mises les physiologistes. Quelle différence en effet entre la lésion médullaire produite par une fracture de la colonne vertébrale, un mal de Pott, une myélite transverse ayant amené une paraplégie, et la lésion nette et limitée produite par une section expérimentale de la moelle !

Et dans les altérations pathologiques de la moelle, il est un élément dont nous devons tenir un grand compte, ce sont les dégénérescences secondaires, surtout les dégénérescences descendantes qui suivent les cordons latéraux, et dont l'action sur la miction, bien que parfaitement inconnue, est cependant fort probable.

En raison de cette immense difficulté, je n'ai pas la prétention d'élucider la pathogénie des troubles de miction qui surviennent chez les paraplégiques ; il faudrait toute une existence pour avoir pu suivre un grand nombre de paraplégiques, du début jusqu'à la fin, mettant en parallèle pendant tout le cours de la maladie, les troubles urinaires avec les autres symptômes, et venir joindre à ces faits cliniques, le résultat des autopsies, montrant avec précision l'étendue et la nature des lésions de la moelle.

Mon ambition n'est pas aussi grande ; je me servirai des observations que j'ai recueillies pour faire un tableau des troubles urinaires chez des paraplégiques; je tâcherai d'expliquer ce qui me semblera explicable, laissant à d'autres le soin de pousser plus avant le problème.

J'ai déjà dit pourquoi il m'était à peu près impossible d'utiliser les observations déjà publiées; j'ai donc dû me borner à analyser mes observations inédites, prises par moi, ou d'après mes indications, et qui sont au nombre de vingt-deux ; j'y ai joint quelques observations empruntées à la thèse de M. Carafi.

Un premier fait ressort de leur étude, c'est qu'il faut, au point de vue urinaire, diviser les paraplégies en deux catégories : les paraplégies subites, presque toujours traumatiques, et les paraplégies lentes, progressives.

Dans les premières, la *rétention* d'urine a toujours été *complète* et *immédiate*; dans les secondes, au contraire, la rétention a été rarement complète, et son apparition s'est rarement faite brusquement et à une époque rapprochée du début de la maladie.

Devant une différence aussi importante, il est nécessaire de décrire séparément ces deux variétés de paraplégie.

La paraplégie subite est due, ai-je dit, presque toujours, à un traumatisme : fracture ou luxation des vertèbres, plaies de la moelle ; quelquefois à une hémorrhagie médullaire ou méningée ; d'autres fois à un mal de Pott, qui le plus souvent produit une paraplégie progressive.

En même temps que paraît la paraplégie motrice, presque constamment accompagnée d'anesthésie, le malade perd la faculté d'expulser son urine ; il sent ordinairement le besoin d'uriner, mais le fait n'est pas constant, l'anesthésie a été notée quatre fois (sur 17 cas de fracture ou luxation).

Au bout de plusieurs heures, la vessie se distend, et si elle n'est pas anesthésiée, le malade souffre cruellement, mais ne peut expulser une seule goutte d'urine ; les plaintes du malade font que généralement on ne tarde pas à le soulager par le cathétérisme, mais si pour une cause quelconque, le cathétérisme n'est pas fait, et cela arrive de préférence lorsque la muqueuse vésicale anesthésiée ne donne plus la sensation de souffrance du besoin non satisfait, le malade finit, au bout de vingt-quatre ou trente-six heures, par avoir de la miction par regorgement ; la vessie reste distendue, remontant jusqu'à l'ombilic, mais son trop plein s'écoule goutte à goutte par l'urèthre, et si le malade est examiné à la légère, on croit à de l'incontinence.

Cette rétention d'urine a duré en moyenne un mois, souvent plus, quelquefois moins. Il est à remarquer que dans les trois cas (obs. VII, XI, XIV) où la rétention a disparu du 10e au 16e jour, la paraplégie s'est amendée, un peu seulement chez le malade de l'observation VII, d'une façon plus complète et relativement rapide chez les deux autres. dont les mouvements étaient revenus un mois après l'accident. Je dois ajouter que chez ces deux derniers malades, on a fait des manœuvres de réduction qui semblent avoir eu un bon résultat.

Dans les cas où la rétention a duré plus d'un mois, je trouve mentionné comme durée de la période pendant laquelle il a fallu sonder les malades, une fois quarante-deux jours, puis deux mois, trois mois, plusieurs mois sans autre désignation ; enfin, dans un cas, il a fallu faire le cathétérisme pendant plusieurs mois, puis on a placé une sonde à demeure pendant trente mois ! (Obs. VII.) Le malade est mort avec des symptômes que je crois pouvoir attribuer à la pyélo-néphrite suppurée.

La conclusion ressort suffisamment des faits : c'est que la rétention est proportionnelle quant à sa durée, à la lésion médullaire ; qu'elle suit une marche sensiblement parallèle à celle de la paraplégie motrice et sensitive ; enfin, que la disparition prompte de la rétention est d'un pronostic favorable.

Que se passe-t-il quand la rétention d'urine vient à disparaître ? Le plus souvent il persiste pendant un temps plus ou moins long, et quelquefois indéfiniment, un certain degré de parésie vésicale, qui donne parfois lieu à de la rétention incomplète. Si on sonde le malade après qu'il a fini d'uriner, on trouve encore dans sa vessie une certaine quantité d'urine (200 gr. obs. XVI). Souvent il n'y a qu'un peu de difficulté à mettre la miction en train.

Cet état intermédiaire entre la rétention et la miction normale se comprend et s'explique facilement : cependant, ce n'est pas cela qu'on voit signalé le plus fréquemment : ce qu'on voit noté le plus souvent dans les observations. c'est qu'après une période plus ou moins prolongée de rétention d'urine. les malades ont eu de l'incontinence. Ce changement semble étrange et mérite qu'on s'y arrête un peu.

D'abord, comment se produit cette incontinence ? Je remarque que pas une fois les malades n'ont présenté l'incontinence absolue, goutte à goutte, tandis que parmi ceux qui ont perdu leur urine à un moment donné, on trouve que quatre sur six ont eu de la *miction involontaire*, et que les deux autres, chez lesquels l'anesthésie vésicale avait persisté, ont présenté de la *miction inconsciente*. Un septième malade (obs. XII), observé par le D<sup>r</sup> Grace (*British Medical Journal*, 1872) cité dans la thèse de Carafi, est mentionné comme ayant, après avoir dû être sondé pendant deux mois, vu l'urine s'écouler involontairement. Cet état persistait encore au bout de cinq années, bien que la paraplégie n'eut laissé d'autres traces que de l'anesthésie des parties innervées par le nerf honteux interne ; la puissance génésique était revenue. Je crois que, dans ce cas, on peut admettre qu'il y a eu *mictions involontaires*, dans le sens que j'attribue au mot.

Dès lors, tout s'explique aisément : chez ces paraplégiques, la moelle est physiologiquement interrompue au point de la lésion ; les parties sous-jacentes n'ont plus de rapport avec le cerveau. Lorsque le centre vésico-spinal recommencera à fonctionner, la rétention cessera, mais la miction se fera sans l'ordre moteur venu du cerveau, par l'influence du seul réflexe vésico-médullaire, l'*arc vésico-spinal* existant encore seul à ce moment. Si les conducteurs moteurs de la moelle sont seuls atteints, et que les impressions sensitives de la vessie parviennent au cerveau, la miction sera seulement involontaire ; si les conducteurs sensitifs sont atteints aussi, ce qui indique une désorganisation plus complète de la moelle, la miction sera inconsciente. Ce trouble de miction persistera tant que les filets moteurs ou sensitifs qui constituent l'arc vésico-cérébral ne seront pas réorganisés.

Je prévois ici une double objection : 1° Si le centre vésico-spinal n'a pas été lésé, pourquoi y a-t-il rétention, dès le début, et non pas seulement miction involontaire ou inconsciente? 2° Si le centre vésico-spinal est atteint, pourquoi la rétention ne persiste-t-elle pas indéfiniment?

Je répondrai que le centre vésico-spinal n'est pas atteint dans le plus grand nombre des cas, et lorsqu'il se trouve atteint, il est à présumer qu'il se trouve rarement détruit dans toute son étendue. Les lésions médullaires, que j'oserai qualifier de brutales, comme le sont les traumatismes, produisent à distance la névrolysie, l'inhibition, si l'on veut, de centres éloignés, en particu-

— 93 —

lier du centre vésico-spinal. Cette action à distance se produit même quand le traumatisme siège à un niveau élevé (9° dorsale, obs. XV.—8° dorsale, obs. IX. — 7° cervicale, obs. X). Ces actions à distance sont chose commune en pathologie nerveuse.

Quand cette sorte d'ébranlement, de choc, a disparu, le centre vésical reprend ses fonctions, qui peuvent rester entravées si une lésion matérielle, durable, l'a atteint lui-même, ou rester abolies si le centre a été détruit.

Les réflexes ayant pour point de réflexion le centre vésico-spinal, sont donc anéantis par l'ébranlement médullaire ; mais les autres réflexes, ceux qui se passent dans les membres inférieurs, si on chatouille la plante des pieds, si on percute le tendon rotulien, persistent encore et sont même exagérés ; pourquoi cette différence ? Je ne saurais l'expliquer autrement que par une susceptibilité toute spéciale du centre vésical. Cette susceptibilité est amplement démontrée par les faits si fréquents de rétention passagère d'urine consécutive à un traumatisme, même éloigné du bassin : fracture sus-condylienne du fémur ; fracture de côtes ; fracture de jambe (1), fracture de malléoles ; amputation de sein (2).

Quant au centre sphinctérien, dont j'ai été amené théoriquement à admettre l'existence, il est tellement rapproché du centre vésical, qu'il est bien difficile de rencontrer une lésion qui attaque l'un sans toucher l'autre ; de là ces cas correspondant aux lésions qui siègent au niveau de la terminaison de la moelle, et dans lesquels on voit la parésie vésicale s'unir à un certain relâchement des sphincters.

On conçoit que si une lésion venait à interrompre la

(1) Observation de Sabourin, in Archives de médecine, 1879, t. II, p. 395.

(2) Observations inédites de mon collègue et ami Guinard, service de M. Tillaux.

communication nerveuse au-dessous des centres précédents, la vessie et son sphincter seraient privés d'innervation motrice et on verrait se produire l'incontinence
vraie avec rétention incomplète : une petite quantité
d'urine stagnant au bas-fond de la vessie, tandis que le
surplus s'écoulerait par l'urèthre au fur et à mesure de
son arrivée dans la vessie. Je n'ai pas rencontré de
paraplégiques dans cette condition, même parmi ceux
qui avaient des fractures avec grand déplacement des
vertèbres lombaires, ce qui s'explique par l'extrême
mobilité de la queue de cheval qui lui permet d'éviter
les causes de compression et de destruction.

Ce qui indique, dans certains cas de paraplégie, que
le centre sphinctérien est quelque peu intéressé, c'est
une certaine fréquence des mictions qui s'est produite
en même temps que la miction involontaire chez quelques malades dont la lésion avoisinait la terminaison
de la moelle (obs. XLV, XLVI, LX).

L'anesthésie de la vessie, généralement accompagnée
de l'anesthésie de l'urèthre ne s'est montrée que dans les
cas de paraplégie traumatique, elle a naturellement eu
pour résultat, l'inconscience de la miction ; elle n'a été
expressément signalée que quatre fois. (Obs. XLIV,
XLIX, L, LIX.)

Je passe maintenant aux paraplégies lentes, survenues
progressivement, sous l'influence d'une compression de
la moelle par une tumeur, ou d'une myélite transverse,
par exemple.

On trouve dans ces cas une uniformité beaucoup moindre dans la symptomatologie, ce qui tient à des différences dans la nature et dans le degré de la lésion médullaire.

Ainsi la rétention complète, sur treize observations,
ne s'est rencontrée que quatre fois : deux fois seulement

elle a été précoce, dans les deux autres cas, elle ne s'est montrée qu'assez tardivement.

Les symptômes de parésie vésicale se sont rencontrés un peu plus souvent (cinq fois), dans deux de ces cas, ces symptômes ont quelque peu revêtu l'apparence de l'incoordination vésicale, et dans l'observation LXXIII, cette incoordination était tellement marquée, qu'après avoir relu attentivement l'observation, je suis resté convaincu qu'ils'agissait là d'une ataxie locomotrice dont le début aurait simulé une paraplégie ordinaire.

L'incontinence absolue se serait rencontrée plus fréquemment que dans les paraplégies brusques, mais trois fois sur quatre j'ai dû m'en rapporter aux dires des malades, et rester dans le doute de savoir s'il ne s'était pas agi de miction par regorgement.

Un symptôme qui paraît fréquent dans cette forme de paraplégie, c'est l'incontinence par mictions inconscientes pendant le sommeil, je n'insiste pas sur ce symptôme dont j'ai déjà suffisamment indiqué la cause, comme je la comprends ; il a existé quatre fois sur treize cas.

La cystite s'est produite dans les paraplégies progressives comme dans les paraplégies rapides, mais bien plus fréquemment dans ces dernières (sept cas sur dix-sept observations, au lieu de deux sur treize).

Elle n'a rien présenté de particulier à noter ; une fois elle s'est compliquée de pyélo-néphrite, et la mort en a été la conséquence. Cette dernière complication est d'ailleurs un mode fréquent de terminaison chez les paraplégiques, et il est probable qu'un certain nombre de ceux dont j'ai donné l'observation et dont les troubles urinaires ne sont pas en voie d'amélioration succomberont tôt ou tard à une pyélo-néphrite suppurée.

J'ai noté une observation de paraplégie motrice complète, dans laquelle la miction était restée absolument normale. Cette paraplégie serait survenue au déclin d'une fièvre typhoïde (obs. LXIII).

J'ai rencontré plusieurs fois dans des paraplégies, aussi bien dans celles qui sont survenues brusquement que dans celles qui ont été lentes à se produire, un état particulier de la miction qui tient à la fois de la rétention et de l'incontinence. Cet état ne se produit généralement pas d'emblée, mais il est consécutif à une période plus ou moins longue de rétention absolue (obs. XLIV), ou de miction inconsciente (obs. LXIV).

Voici en quoi consiste cet état : le malade a des besoins très fréquents d'uriner, en moyenne tous les quarts d'heure, ces besoins surviennent brusquement, ils sont impérieux, si le malade ne saisit pas immédiatement son urinal, il laisse échapper une certaine quantité d'urine sans pouvoir la retenir, mais ce qui est inattendu, c'est que la miction ne se fait pas facilement, et il s'écoule un certain temps, parfois plusieurs minutes, avant qu'il puisse satisfaire ce besoin de miction qui le pressait tant tout à l'heure.

Si on sonde le malade, même alors qu'il vient d'uriner, on trouve dans sa vessie une petite quantité d'urine (100 à 200 gr.). L'interprétation de ces faits est simple : le lésion médullaire a porté sur les deux centres, vésico-spinal, et sphinctérien ; il y a donc un certain degré de paralysie simultanée, du muscle vésical et du sphincter : Sitôt qu'une certaine quantité d'urine se trouve dans la vessie, les fibres circulaires du col lui livrent passage, et le contact avec la muqueuse prostatique détermine le besoin impérieux d'uriner, mais quand vient pour la vessie le moment de faire un effort afin de vider son contenu, elle témoigne à son tour de sa faiblesse, elle n'arrive que difficilement et incomplètement à expulser l'urine qu'elle contient. La vessie étant mal vidée, il ne faut pas longtemps pour qu'une nouvelle quantité d'urine réussisse encore à forcer la sortie et à provoquer brusquement un nouveau besoin, encore assez difficile à satisfaire. Il ne faut pas confondre cet état avec celui que j'ai signalé chez les ataxiques et qui offre avec lui certaines ressemblances : Cette miction particulière des ataxiques que j'ai cru pouvoir attribuer à l'incoordination motrice de la vessie ainsi que de son sphincter, présente ceci de caractéristique qu'après une sensation intense de besoin la miction reste momentanément impossible *pour se faire involontairement* un moment après, et redevenir de nouveau impossible sous l'influence des efforts maladroits du malade ; il y a là une différence facile à constater.

Cette parésie frappant à la fois la vessie et son sphincter, s'observe aussi dans quelques cas d'hémiplégie, l'action des centres étant influencée à distance par la lésion cérébrale.

### III. — *Hémiplégie.*

Chez la plupart des hémiplégiques, il faut considérer deux périodes bien distinctes : La période d'apoplexie, et la période de paralysie proprement dite.

La première peut manquer, comme cela a lieu en particulier chez certains syphilitiques qui voient leurs membres se paralyser sous leurs yeux. Quoi qu'il en soit, les cas dans lesquels l'hémiplégie débute par un ictus apoplectique, sont de beaucoup les plus fréquents.

Ce qui se passe, au point de vue de la miction pendant la période apoplectique, est identique, quelle que soit la cause de l'ictus ; bien plus, ce que je vais dire s'applique au coma, quelle que soit son origine, et quel qu'en doive être le résultat. En somme, il s'agit toujours de l'arrêt momentané du fonctionnement cérébral, et le retentissement sur la miction sera toujours le même.

Deux cas pourront se présenter, de fréquence inégale : ou bien le malade aura de la miction inconsciente ou il y aura rétention.

Le premier cas sera le plus fréquent, et après ce que j'ai développé précédemment (voyez physiologie) et l'explication que j'ai donnée des conditions d'apparition de la miction inconsciente, je n'ai pas besoin d'insister davantage : le cerveau suspendant son fonctionnement, la moelle seule régit les actes nerveux, et la miction se fait d'une façon réflexe, forcément inconsciente. C'est ce qu'on pourra vérifier en examinant soi-même fréquemment et avec soin les apoplectiques : leur urine n'est expulsée que de loin en loin, et sous forme de jet comme pour une miction ordinaire.

Le second cas, que j'ai dit être un peu plus rare que le précédent, est celui dans lequel on rencontre la rétention d'urine. Si on ne constate pas cette rétention, et que la période comateuse se prolonge un peu, le malade ne tarde pas à uriner par regorgement, et on croit à l'incontinence.

Les faits que j'ai observés depuis que je m'intéresse à cette question, me permettent de croire que tous les cas de coma apoplectique dans lesquels on a signalé l'incontinence pouvaient se ranger dans une de ces deux catégories : Miction inconsciente ou miction par regorgement.

Mais si la miction inconsciente s'explique d'elle-même dans la période apoplectique, comment peut-on expliquer la production de la rétention ? J'ai déjà à peu près répondu à cette objection en faisant la séméiologie de la rétention d'urine.

Supposons que l'attaque apoplectique soit due, ce qui est le cas le plus fréquent, à une hémorrhagie cérébrale; cette hémorrhagie se fait le plus souvent au niveau de la capsule externe (artère de l'hémorrhagie cérébrale, de

Charcot). Une petite partie du cerveau seulement est lésée par l'extravasation du sang épanché, on peut considérer les parties voisines comme atteintes par le fait de la compression qu'exerce le foyer ; mais les parties plus éloignées ? l'hémisphère opposé par exemple ? pourquoi cesse-t-il également de fonctionner ? Il est classique d'admettre une sorte de choc, de commotion, d'ébranlement à distance, de stupeur de l'élément nerveux, qui ont leur point de départ au siège de la lésion cérébrale, et retentissent de là sur le cerveau tout entier.

Or, cet ébranlement nerveux à distance peut rester limité à l'encéphale, et dans ce cas, la moelle continuera à fonctionner, d'où miction réflexe, inconsciente. Mais cet ébranlement peut faire sentir ses effets beaucoup plus loin, jusqu'à la partie la plus reculée de la moelle, et le fonctionnement du centre vésico-spinal se trouve arrêté pour un temps, d'où rétention d'urine. Il résulte de cette explication, que la rétention d'urine qui se produit au cours d'une attaque d'apoplexie indiquerait une lésion cérébrale plus considérable que celle qui ne produit que la miction inconsciente.

Une objection se présente ici : Comment se fait-il que le centre vésico-spinal, situé à l'extrémité inférieure de la moelle, se trouve influencé, alors que d'autres centres, en particulier ceux qui siègent dans le bulbe, restent indemnes ? En même temps que la rétention d'urine semble indiquer l'arrêt du fonctionnement de ce centre vésico-spinal, la conservation des mouvements respiratoires et des battements du cœur, prouve l'intégrité des centres bulbaires qui président à la respiration et à la circulation.

Je dirai d'abord que l'intégrité des centres bulbaires n'est pas absolue, car il arrive fréquemment de voir chez les apoplectiques la respiration difficile, le pouls lent ou irrégulier.

Geffrier.                                              7

D'autre part, j'ai déjà montré la susceptibilité très grande du centre vésico-spinal, qui subit facilement un phénomène « *d'arrêt* » sous l'influence de causes dont le retentissement s'explique moins aisément que dans le cas d'une lésion brutale du cerveau.

Les réflexes vésicaux ne sont pas d'ailleurs les seuls disparus : les mouvements réflexes qu'on produit dans les membres inférieurs par le chatouillement de la plante des pieds ou par le choc des tendons du genou ; le réflexe crémasterien, obtenu par l'excitation de la peau à la face interne des cuisses ; enfin d'autres réflexes tels que celui de l'iris sous l'influence d'une vive lumière, disparaissent ordinairement en même temps.

Les seuls centres dont le fonctionnement persiste, bien que parfois altéré, sont ceux dont la disparition est incompatible avec l'existence ; il est tout naturel que ces centres aient une certaine résistance à l'égard des causes qui tendent à troubler leur fonctionnement, et ils sont les derniers atteints ; quand ils le sont aussi, et la chose n'est pas très rare, c'est la mort plus ou moins prompte dans le cours même de l'attaque apoplectique, c'est quelquefois la mort subite : l'apoplexie foudroyante.

Le malade revient à lui, reprend peu à peu connaissance, mais il reste hémiplégique. Que va-t-il se passer du côté de la vessie ?

Il peut arriver, toujours pendant un temps assez court, que l'état de la miction reste ce qu'il a été pendant la période de coma, mais assez promptement, cet état s'améliore : la miction redevient consciente, volontaire. S'il y a eu rétention, on voit souvent persister une certaine parésie de la vessie qui se traduit par une certaine difficulté dans l'émission de l'urine, parfois par de la rétention incomplète.

Cette parésie vésicale peut durer autant que l'hémiplégie elle-même, et devient souvent la cause de cystites, qui surviennent chez les hémiplégiques comme chez les paraplégiques, bien que moins fréquemment ; aussi la pyélo-néphrite est-elle une des terminaisons possibles des hémiplégiques.

La miction est normale chez beaucoup d'hémiplégiques, même dans des cas où la marche est impossible.

J'ai vu quelques hémiplégiques condamnés au décubitus par l'impotence absolue du membre inférieur d'un côté, qui urinaient dans leur lit : deux d'entre eux m'ont avoué qu'ils sentaient le besoin, pouvaient le retenir, bien que moins facilement qu'autrefois, mais qu'ils avaient une grande difficulté à prendre l'urinal, et à introduire la verge dans le goulot de l'instrument, à cause de la paralysie d'un des membres supérieurs. C'est par cette raison, me disaient-ils, qu'ils laissaient aller leur urine sous eux. C'est de la même façon, d'ailleurs, que bien des malades qui pourraient retenir leurs excréments, les lâchent sous eux, à cause de la grande difficulté qu'ils éprouvent à se mettre sur le bassin.

La persistance d'un certain degré de parésie vésicale chez quelques malades, alors que d'autres ne conservent aucun trouble de la miction, tient peut-être à la localisation de la lésion cérébrale. Dans une observation de Mathieu (*Progrès médical*, 11 mars 1882), on avait noté pendant la vie, en même temps qu'une hémiplégie gauche motrice et sensitive, devenue progressivement complète, une certaine difficulté pour uriner; il fallait à la miction un assez long temps pour se mettre en train, et le malade était souvent tourmenté par de fausses envies. On trouva à l'autopsie une tumeur du pédoncule cérébral du côté droit.

Je rappelle à ce propos que Budge a, dans ses expériences, toujours vu des contractions vésicales succéder à l'excitation des pédoncules cérébraux

Il ne m'a pas été donné de constater d'autres troubles

de miction chez les hémiplégiques; je pourrai résumer en deux lignes ce qu'on observe chez eux :

1° A la période d'apoplexie : mictions involontaires ou rétention ;

2° A la période d'hémiplégie proprement dite : mictions souvent normales ; ou bien, signes de parésie vésicale.

Il m'eut été facile de recueillir des centaines d'observations d'hémiplégies, à l'appui de ces propositions, car dans une affection aussi commune que l'hémiplégie, quelques observations isolées n'auraient pas eu grande valeur. J'ai préféré ne pas allonger inutilement ce travail, et vu la simplicité des troubles de la miction chez les hémiplégiques, et la fréquence de l'hémiplégie, chacun peut vérifier aisément l'exactitude de ce qui vient d'être dit.

Les troubles de la miction qui se produisent chez les hémiplégiques peuvent servir de type à ce qui passe au cours d'un grand nombre de maladies encéphaliques : méningites, hémorrhagies méningées, troubles circulatoires, etc., au cours desquelles peuvent s'observer du coma qui donne le même résultat, quant à la miction, que l'apoplexie des hémiplégiques, et se produire des paralysies motrices localisées ou diffuses qui peuvent, comme dans l'hémiplégie, donner lieu aux symptômes de la parésie vésicale, pouvant aller même jusqu'à la paralysie complète.

Je n'écrirai donc pas un chapitre spécial pour chacune de ces affections, j'en serais réduit à me répéter chaque fois ou à renvoyer au chapitre précédent.

Je veux dire quelques mots seulement au sujet de la paralysie générale (1): On voit souvent, pendant les pé-

(1) Je tiens une grande partie de ces renseignements de M. Vallon, chef de clinique des maladies mentales.

riodes d'excitation qui signalent le début de la maladie, survenir de la rétention d'urine qui semble due au spasme du sphincter, et cède généralement assez bien à des frictions hypogastriques avec l'onguent belladoné.

Plus tard, quand on approche de la période de dépression générale, on note de la rétention par paralysie vésicale, mais elle n'est pas continue : souvent, après avoir sondé le malade pendant plusieurs jours, il urine seul, puis quelque temps après il faut reprendre le cathétérisme.

J'ai vu une fois, à Sainte-Anne, dans le service de la Clinique, un paralytique général qui avait des troubles de miction : il avait été sondé le matin ; à deux heures et demie de l'après-midi, il urine spontanément dans son lit ; peu de temps après je le sondai et trouvai environ un demi litre d'urine dans sa vessie. Il avait donc vidé incomplètement sa vessie, et probablement par la contraction des muscles abdominaux, car l'urine coulait par la sonde sans force, en bavant tant qu'on n'exerçait pas une pression au-dessus du pubis.

Les paralytiques généraux ont souvent de l'uréthrite par suite de masturbation.

Quand ils tombent dans un état de démence complète, ils ont la miction inconsciente.

Enfin, quelques-uns d'entre eux, de même qu'il arrive aussi à d'autres aliénés, maniaques ou lypémaniaques, ont de la rétention parce qu'ils se retiennent d'uriner, comme d'autres refusent de manger.

## IV. — *Hystérie.*

Je commence par déclarer que l'anurie hystérique est en dehors de mon sujet ; je me suis limité aux troubles de la miction ainsi définie : l'expulsion hors de la vessie de l'urine qui s'y trouve contenue. Quelque intéressants que soient les troubles de la sécrétion urinaire chez les hystériques, ils sont d'un tout autre ordre que ceux dont je m'occupe, et ne sauraient rentrer dans le même cadre. Le sujet a d'ailleurs été traité de main de maître dans la thèse de Merklen (1).

Les troubles de miction, d'ailleurs, ne sont pas très rares chez les hystériques : dans la thèse de Lebreton (1), sur dix-sept observations d'hystériques ayant eu de la paralysie d'une façon quelconque, il s'en trouve cinq qui ont eu des troubles du côté de la miction.

Au point de vue de l'anesthésie, Lebreton note que la muqueuse génitale est plus souvent atteinte que la muqueuse urinaire. Cette anesthésie de la muqueuse vésicale coexiste avec de l'anesthésie cutanée plus ou moins étendue, mais elle aussi rare que cette dernière est fréquente. Elle a pour résultat de diminuer ou d'anéantir la sensation du besoin d'uriner, elle peut devenir une véritable cause de rétention, mais si on vient à sonder la malade, la force du jet d'urine qui coule par la sonde, montre que la vessie se contracte bien ; ce qui lui a manqué, c'est l'excitation partie de la muqueuse vésicale.

Lebreton mentionne l'anesthésie de l'urèthre, mais il n'en cite aucun cas dans ses observations ; je n'en connais pas de mon côté, et si logiquement on peut admettre qu'elle existe et que certaines hystériques ne sentent pas passer l'urine pendant la miction, on peut au moins considérer cette anesthésie uréthrale comme très rare dans l'hystérie, ce qui lui conserve une grande valeur au point de vue du diagnostic de l'ataxie où elle est au contraire très fréquente.

Les troubles moteurs sont plus fréquents, et la réten-

(1) Merklen. De l'anurie. Thèse de doctorat, 1882.
(2) Lebreton. Des paralysies hystériques. Thèse de doctorat, 1868.

tion d'urine s'observe souvent chez les hystériques. C'est
surtout dans l'hystérie qu'on rencontre ces rétentions
par spasme du sphincter, spasme toujours facile à reconnaître pendant qu'on introduit la sonde (obs. LXXXVI).
J'ai déjà parlé de cette rétention par spasme ; pour ne
pas me répéter inutilement, j'y renvoie le lecteur
(*Séméiologie*, page 43).

Mais on peut aussi trouver chez ces malades de la rétention d'urine par paralysie de la vessie. Cette paralysie qui frappe sur la couche musculeuse du réservoir
de l'urine coïncide souvent avec le tympanisme qui
témoigne d'un certain degré de paralysie de la tunique
musculeuse de l'intestin, et avec d'autres paralysies motrices revêtant des formes diverses, dont les plus com-
munes sont la paraplégie et l'hémiplégie.

Quand la paralysie vésicale est isolée, elle est souvent
passagère et fugace comme presque tous les symptômes
de la grande névrose ; au contraire, quand elle accompagne une paraplégie ou une hémiplégie, la paralysie
vésicale dure aussi longtemps qu'elles; or, on connaît
la tenacité exceptionnelle que présentent parfois ces
formes de paralysies hystériques qui, bien des fois, ont
fait croire à des lésions médullaires ou cérébrales.

On ne confondra jamais la rétention avec l'anurie; le
cathétérisme, et même avant d'en venir là, la palpation
et la percussion de l'hypogastre montreront péremptoi-
rement si la vessie est vide ou pleine. Il faut savoir
cependant que la rétention coïncide parfois avec l'anurie ; la malade n'expulse pas le peu d'urine qu'elle
fabrique, et il est des hystériques chez lesquelles, pendant ces périodes d'anurie, on n'obtient de l'urine qu'avec
la sonde, et encore n'en trouve-t-on qu'une petite quantité, deux cents grammes, et même moins, au bout de
vingt-quatre ou de quarante-huit heures.

Je ne crois pas beaucoup à l'incontinence absolue chez
les hystériques, bien qu'à priori on puisse tout admettre

dans une névrose si bizarre dans bien des cas. Je crois volontiers, avec Lebreton, que la plupart des faits d'incontinence qui sont signalés, rentrent dans la miction par regorgement, c'est-à-dire la rétention.

La miction involontaire s'est rencontrée dans une observation de M. Vulpian (in thèse de Lebreton).

La miction inconsciente se produit toutes les fois que, dans le cours de la maladie, il se montrera une obnubilation intellectuelle prolongée qui met les malades dans un état voisin du gâtisme. Il est à remarquer, cependant que, dans la catalepsie, qui se prolonge parfois si longtemps, les malades peuvent rester un temps très long sans uriner, car la fonction rénale se trouve réduite à presque rien.

J'ai trouvé un seul cas d'hystérie chez l'homme, dans lequel on fasse mention d'un symptôme touchant aux voies urinaires : Il s'agit d'un cocher âgé de 32 ans, le nommé Lepi..., dont l'observation se trouve sur les registres de M. Charcot, à la Salpêtrière (T. II, folio 170). Il avait fréquemment une aura hystérique débutant par une pesanteur au périnée et dans la vessie ; tous les matins, érection d'une heure et demie environ, sans désirs sexuels.

## V. — *Sclérose en plaques*.

J'ai pu constater trois fois l'existence de troubles de la miction chez des malades atteints de sclérose en plaques. Dans un des trois cas, il s'agissait d'une certaine difficulté dans l'émission de l'urine qui exigeait des efforts assez prolongés (obs. LXXXVII). Il est à remarquer que cette difficulté n'était pas constante et que, parfois, la miction se faisait facilement.

Dans les deux autres observations, il y a eu des périodes de rétention absolue nécessitant le cathétérisme. L'observation du nommé Geyter est excessivement instructive pour éclairer la pathogénie de ces accidents urinaires : Chez ce malade, lorsqu'on pratiquait le cathétérisme, la sonde était arrêtée pendant quelque temps au niveau de la région membraneuse du canal, et serrée de telle façon qu'il était, pendant un moment, impossible de la faire pénétrer plus loin ni de la retirer. Les membres inférieurs étaient en même temps le siège de contractures très-intenses.

Il est impossible de voir le spasme uréthral démontré plus nettement.

Chose encore intéressante à noter, chez ce malade, la rétention se reproduisit à plusieurs reprises, et toujours elle fut consécutive à l'application de pointes de feu le long de la colonne vertébrale. Cette rétention cessait assez promptement et ne reparaissait pas avant la suivante cautérisation, si ce n'est à la suite d'une vive émotion, d'une violente contrariété.

Il est à remarquer que ces mêmes causes contribuent aussi à exagérer momentanément la contraction des membres, ou à provoquer la trémulation.

Chez le nommé Boust, la disparition brusque de la rétention d'urine qui ne se reproduit plus, semble bien indiquer qu'elle était due à un spasme. Enfin, dans le troisième cas, on arrive à la même conclusion si on tient compte de la mobilité du symptôme : l'urine étant évacuée tantôt avec facilité, tantôt péniblement et avec efforts prolongés; variabilité comparable à celle de la contracture des membres inférieures qui changeait d'un jour à l'autre.

### VI. — *Commotion cérébrale et médullaire.*

J'ai observé cette année trois cas de commotion cérébrale et médullaire, par suite de chutes d'un lieu élevé. Dans ces trois cas, il y a eu dès le début, de la rétention d'urine. Cette rétention ne dura que quelques jours dans les deux cas où la commotion cérébrale semblait avoir été plus intense que celle de la moelle. (Obs. XC, XCI). Elle se prolongea au contraire pendant quinze jours chez le troisième malade (obs. XCII) dont la moelle paraissait avoir été plus violemment atteinte sans qu'il y eut jamais eu aucun symptôme cérébral. Tandis que chez les deux premiers, la miction redevint promptement normale, chez le troisième il persista pendant longtemps une certaine parésie de la vessie qui rendait sa miction difficile.

Il semble d'ailleurs naturel que la commotion cérébrale n'agisse que pour un temps assez court sur le centre vésico-spinal par cette action à distance que j'ai déjà invoquée si souvent. Tandis que la commotion médullaire proprement dite agit directement sur le centre vésical, et doit dès lors en compromettre beaucoup plus sérieusement le fonctionnement.

J'ai cherché à démontrer que le centre vésical de la moelle était doué d'une très grande susceptibilité; on en a une preuve dans ce qui se passe à propos de certaines intoxications : J'ai vu cette année, dans un cas d'empoisonnement par la morphine, survenir une rétention d'urine qui d'ailleurs dura peu, alors qu'il n'existait aucun symptôme de paraplégie.

La rétention d'urine n'est pas très rare non plus, à la suite de l'absorption de doses un peu fortes de chloroforme (voir à ce sujet les expériences de Pellacani, p. 36 et ss.).

Mes dernières observations (XCIII à XCV) ne peuvent servir de prétexte à une description clinique, elles sont en effet des cas isolés, rares, et n'ont de valeur qu'à titre de document : dans l'obs. XCIII, il s'agit d'une atrophie musculaire progressive, ayant atteint presque tous les muscles de la région inférieure du corps, et semblant n'avoir pas épargné le sphincter strié qui ne pouvait s'opposer à l'issue de l'urine dès le premier besoin qui se faisait sentir.

L'obs. XCIV se rapporte à un cas intéressant de me-
ningo-encéphalite de nature tuberculeuse que j'ai communiquée à mon excellent collègue et ami Chantemesse,
pour insérer dans un travail qui paraîtra bientôt. Ce
malade présenta pendant sa courte maladie, une sorte
de miction inconsciente, mais répétée à intervalles très
rapprochés ; soit qu'il ait eu, comme je l'ai signalé chez
certains paraplégiques, paralysie incomplète portant à la
fois sur la vessie et sur son sphincter ; soit au contraire
qu'il ait existé une sorte d'excitabilité de la vessie, la faisant se contracter sous l'influence de la moindre cause.

L'observation suivante (XCV) se rapporte à un cas de
névropathie se traduisant par de l'hypochondrie, de la
spermatorrhée, et quelques troubles urinaires, tels que
la fréquence des mictions, et des sensations anormales
dans l'urèthre quand le besoin n'est pas immédiatement
satisfait. J'aurais pu multiplier beaucoup les observations de ce genre, car les chirurgiens qui s'occupent des
voies urinaires sont à chaque instant assaillis par des
malades du genre de celui-ci, mais cela sortirait de mon
sujet, puisque j'ai tenu à me borner aux maladies nerveuses à lésions, laissant absolument de côté les névroses ; je n'ai fait d'exception que pour l'hystérie à
cause de la fréquence, je pourrais presque dire de la
banalité des troubles urinaires qui s'y rencontrent, et que
chacun connaît.

J'ai tenu cependant à donner l'observation de cet
hypochondriaque, parceque le malade l'a écrite lui-même
dans tous ses détails, de sa propre inspiration, et que son
état psychique se révèle tout entier dans cette observation, qu'on peut considérer comme le type du genre :
avec quelques variantes, tous les « faux urinaires ». hypochondriaques ressemblent d'une façon frappante à ce
malheureux garçon.

# QUATRIÈME PARTIE

## OBSERVATIONS

***Ataxie locomotrice***

OBS. I. — Ataxie locomotrice. Incontinence, puis rétention.

Dum... (Jean), 46 ans, hôpital Laënnec, service de M. Ferrand, salle Beau, 25. Vu la première fois le 27 octobre 1883.

Chancre syphilitique à l'âge de 23 ans.

Incontinence nocturne d'urine jusqu'à l'âge de 10 ans.

Début de la maladie par des douleurs fulgurantes, en 1879.

Il a été soigné dans plusieurs hôpitaux (Saint-Antoine, en janvier 1880), traité avec un demi-succès par l'iodure de potassium et l'électrisation.

Il peut travailler depuis le mois d'août 1881 jusqu'en août 1883, mais pendant tout ce temps, il a de l'incontinence nocturne d'urine ; il l'attribue à ce que, exténué de fatigue, il dormait d'un lourd sommeil et que l'envie d'uriner ne parvenait pas à le réveiller. Il n'avait jamais d'incontinence dans la journée. Depuis qu'il est au repos à l'hôpital, il n'a plus d'incontinence (son sommeil est beaucoup plus léger), mais il ne peut guère uriner sans aller à la garde-robe; comme symptômes d'ataxie, il a des douleurs fulgurantes, de l'incoordination des mouvements, une atrophie musculaire très marquée ; il a un peu d'anesthésie à la jambe droite, et du retard des sensations ; il dit cependant sentir l'urine à son passage dans l'urèthre. Anaphrodisie complète.

Il présente des signes d'une tuberculisation pulmonaire avancée.

Je revois le malade le 8 novembre ; il semble dans un état de cachexie terminale ; il se plaint de n'avoir pas pu uriner depuis plusieurs jours ; on le sonde avec facilité, et on sort environ 250 grammes d'urine foncée, pas de pus.

Obs. II. — Ataxie locomotrice. Parésie et léger degré d'ataxie vésicale;
anesthésie de l'urèthre.

Tess... (Cb...), 56 ans, hôpital Laënnec, service de M. Ferrand, salle
Beau, 12. Chancre infectant il y a vingt ans.

Les douleurs fulgurantes ont débuté il y a environ trois ans, dans
les membres inférieurs, puis dans l'anus, plus tard sont survenues des
douleurs en ceinture et de l'incoordination.

Il a actuellement des plaques d'anesthésie aux membres inférieurs.

Il n'a jamais eu de blennorrhagie. Il dit que, de tout temps, une émotion quelconque, la présence d'une personne, suffisaient pour l'empêcher d'uriner facilement.

Depuis un an il ne pisse qu'au prix de grands efforts, et généralement en allant à la selle; il ne peut uriner debout, mais accroupi.
Le jet est toujours petit, fréquemment interrompu. Il urine environ
trois fois par vingt-quatre heures, et ne sent pas passer l'urine, ce qui
le gêne pour uriner la nuit sans lumière.

Il y a six mois, on l'a sondé avec une assez grosse sonde, qui a
passé facilement, mais lui a donné un peu d'uréthrite.

Obs. III. — Ataxie locomotrice. Mictions inconscientes ; ataxie
de la vessie.

Gill... (Claude), 59 ans, hôpital Laënnec, service de M. Ferrand,
salle Beau, 24. Blennorrhagie il y a trente-cinq ans.

Sa maladie a débuté, dit-il, il y a dix-huit mois, par des douleurs
fulgurantes dans les membres inférieurs, puis vint l'incoordination.

Il a de l'anesthésie incomplète des membres inférieurs (peau et
muscles). La vue et l'ouïe ont notablement diminué.

Pendant les premiers temps de sa maladie, il perdait fréquemment
ses urines : sans avoir eu la sensation de besoin, il se trouvait mouillé
brusquement, sans avoir eu le temps de prendre son urinal.

Actuellement, il lui arrive de vouloir uriner, de faire les plus grands
efforts et d'être obligé de se retirer sans avoir pu y réussir, puis un
instant après, l'urine s'écoule tout à coup sans qu'il le veuille. Ceci lui
arrive surtout au moment des crises fulgurantes.

L'urine est claire, non ammoniacale.

Obs. IV. — Ataxie locomotrice. Ataxie vésicale.

Parv... (Paul), 52 ans. Hôpital Laënnec, service du professeur Ball, salle Béhier, 12.

Début en 1878 par des crises gastriques qui restent la seule manifestation de la maladie jusqu'en 1881. Puis survient l'incoordination et enfin les douleurs fulgurantes dans l'estomac, les lombes, les épaules. Il n'y a plus de réflexes plantaires et tendineux.

Pas d'anesthésie cutanée.

Depuis quatre ans, il est affligé du trouble suivant de la miction : aux moments des crises gastriques, lorsqu'il sent le besoin d'uriner, il s'efforce de le satisfaire, et n'y parvient pas ; puis, après plusieurs essais infructueux, il est obligé tout à coup de courir à l'urinoir pour satisfaire le besoin qu'il ne peut maîtriser, l'urine s'échappant malgré lui.

Ces accidents se produisent plus volontiers la nuit que le jour ; cependant le malade affirme qu'il sent très bien passer l'urine dans son canal.

Obs. V. — Ataxie locomotrice. Parésie de la vessie. Emission involontaire<br>de quelques gouttes d'urine ; anesthésie de la vessie et de l'urèthre.

Goir..., hospice de Bicêtre, service de M. Debove, salle Perdiguier, 47.

Début de la maladie, en 1880, par l'incoordination des mouvements, qui rend la marche difficile, puis viennent les douleurs fulgurantes.

Il a actuellement (6 novembre 1883) une anesthésie complète de la moitié inférieure du corps, y compris la verge.

Les doigts sont un peu engourdis, ce qui le gêne pour écrire.

Depuis dix-huit mois, il urine avec difficulté, et est obligé à beaucoup d'efforts qui le font un peu souffrir. Il n'urine jamais dans la journée, mais il s'échappe quelques gouttes lorsqu'il tousse.

Il ne peut uriner que couché ; ne sent pas passer l'urine dans le canal pendant la miction.

Il n'a la sensation du besoin d'uriner que par la tension de son ventre, lorsque la vessie est distendue, et alors il lui arrive souvent de remplir deux urinaux de suite sans s'arrêter.

Il dit avoir eu deux érections depuis qu'il est anesthésié.

Obs. VI. — Ataxie locomotrice. Parésie vésicale, léger degré d'ataxie<br>de la vessie.

Dumont (Jean), hospice de Bicêtre, service du Dʳ Debove, salle Rochoux, 14.

Début, il y a quinze ans, par crises gastriques. Strabisme externe gauche, dysécie et affaiblissement de la vue. Depuis six ans, incoordination des mouvements ; depuis quatre ou cinq ans, douleurs fulgurantes.

Il y a six ans, il a eu une rétention d'urine pour laquelle il a dû être sondé deux ou trois fois.

Depuis ce temps, il a des périodes de miction.difficile. Pendan ses crises gastriques, la rétention s'accentue. Il urine parfois dans son lit.

Peu d'anesthésie cutanée. La marche est encore possible. Il a perdu toutes ses dents, il y a deux ans.

Obs. VII. — Ataxie locomotrice progressive. Ataxie vésicale. Anesthésie
de l'urèthre.

Tavenot, 52 ans, hospice de Bicêtre, service du D<sup>r</sup> Debove, salle Rochoux, 5. Jamais de blennorrhagie.

A eu un chancre syphilitique en 1861.

Début il y a six ans, par douleurs fulgurantes dans les membres inférieurs et quelques crises gastriques.

Depuis trois ans, il existe de l'incoordination des mouvements et, depuis deux ans, des troubles vésicaux. Il éprouve, au moment de la miction, des douleurs dans la verge et une sensation douloureuse à l'hypogastre. Parfois il lui arrive d'éprouver le besoin d'uriner sans pouvoir le satisfaire ; plus généralement, il ne peut pas retenir longtemps son urine ; il n'a pas la sensation du passage de l'urine à travers le canal et ne sait pas s'il a uriné, autrement qu'en y regardant.

Il en est de même pour les fèces. Il lui arrive d'uriner dans son lit pendant le sommeil.

La sensibilité persiste au niveau des membres inférieurs et de la verge ; elle paraît cependant affaiblie au niveau de l'extrémité du gland.

La fosse naviculaire a conservé une certaine sensibilité.

Obs. VIII. — Ataxie locomotrice. Incontinence avec un peu de rétention
incomplète.

X..., hospice de Bicêtre, service du D<sup>r</sup> Debove, salle Rochoux, 15.

Début il y a dix ans, par troubles gastriques (douleurs et vomissements) et rétention d'urine.

Il a été considéré comme calculeux : plusieurs jours de suite on était forcé de le sonder, puis il se mettait à pisser seul, mais avec difficulté.

Il y a cinq ans, ont apparu des douleurs fulgurantes dans les membres inférieurs, plus tard dans les bras ; puis des douleurs en ceinture.

Depuis deux ans, l'incontinence d'urine est complète. Le liquide coule goutte à goutte entre ses jambes, soit dans l'urinoir, soit dans ses linges et ses vêtements.

Depuis deux ans aussi, il marche très mal et depuis un mois, il ne peut plus se lever.

Actuellement, il existe de la diminution de la sensibilité cutanée ; de l'arthralgie du genou gauche et des crises gastriques. Les urines sont troubles, ammoniacales, et le malade accuse de la douleur à l'hypogastre.

La vessie n'est pas vide : en appuyant dessus, on obtient l'expulsion de 40 à 50 grammes de liquide qui sort en jet.

Le malade a perdu toutes ses dents de la mâchoire supérieure en six mois ; celles de la mâchoire inférieure ont une teinte bleuâtre.

Obs. IX. — Ataxie locomotrice. Rétention ayant précédé de quinze jours l'apparition des premières douleurs fulgurantes.

Lemonn... (J...), 58 ans, hospice de Bicêtre, service de M. Debove, salle Rochoux, 10. Jamais de maladie vénérienne.

Début de la maladie en 1872, par une rétention d'urine : il ne parvenait, avec de grands efforts, qu'à pisser goutte à goutte.

Il entre à l'hôpital Saint-Antoine où on le sonde (1800 grammes d'urine la première fois) ; il sort de l'hôpital au bout de six jours.

C'est quinze jours après ce début qu'il sentit les premières douleurs fulgurantes dans les membres inférieurs ; plus tard survient l'incoordination des mouvements.

Pendant les deux années qui suivent, la miction reste pénible, et il se produit de la cystite. Puis les symptômes ataxiques semblent s'amender pendant quelque temps, mais le malade laisse souvent échapper ses urines.

En 1881, la marche était devenue presque impossible, il entre à Lariboisière où on le sonde, et on trouve beaucoup d'urine dans sa vessie dès la première fois.

Transféré à Laënnec, on continue à le sonder une fois par vingt-quatre heures, et on lui fait des lavages de la vessie ; il lui arrive souvent d'uriner par regorgement, en attendant l'heure du cathétérisme.

Depuis qu'il est à Bicêtre, il a appris à se sonder lui-même avec une sonde molle en caoutchouc, il se sonde environ cinq fois par vingt-quatre heures.

Il sent très bien le besoin, il sent fort bien aussi le passage de la sonde sur tout son trajet, il se sonde devant moi et peut indiquer chaque point de l'urèthre où arrive l'extrémité de la sonde.

Il a cependant une anesthésie assez marquée des membres inférieurs.

L'urine est un peu trouble, sans odeur ammoniacale.

Constipation opiniâtre.

OBS. X. — Ataxie locomotrice. Début par la difficulté des mictions.

Gaud..., 40 ans, se présente le 9 novembre 1883 à la consultation de l'hôpital Beaujon. Il a eu une blennorrhagie légère à 19 ans. Il raconte qu'il a eu la jambe gauche en partie gelée en 1870.

En 1871, il lui vint à la région supérieure de la cuisse gauche une tumeur du volume d'un œuf, qui a été diagnostiquée kyste (?). Cette tumeur disparut spontanément en 1876.

Depuis 1871, il avait presque constamment une forte douleur lombaire, mais jamais de douleurs fulgurantes.

Depuis deux ans et demi, sa miction est difficile, et l'oblige à de grands efforts. Une fois le jet commencé, le reste de la miction s'opère bien. Il lui est arrivé trois ou quatre fois que quelques gouttes d'urine se sont écoulées dans son pantalon, une fois la miction terminée.

Il se plaint aujourd'hui d'une difficulté dans la marche, qu'il attribue à un affaiblissement de sa jambe gauche autrefois malade.

Mis en éveil par le trouble urinaire, je l'examine au point de vue de l'ataxie : je remarque qu'il ne peut sans tomber se tenir debout, les talons joints, et les yeux fermés. Il ne peut marcher les yeux fermés ; il lance en marchant ses jambes à droite et à gauche, et ce symptôme ne disparaît pas complètement quand il a les yeux ouverts. Réflexes rotuliens nuls, c'est donc un ataxique, et ce sont les troubles de miction qui ont mis sur la voie du diagnostic.

OBS. XI. — Ataxie locomotrice. Ataxie vésicale, anesthésie uréthrale.

Lasne, 65 ans, hospice de Bicêtre, service de M. Debove, salle Perdiguier, 45.

Ataxique depuis 1867. Début par des douleurs fulgurantes, ensuite incoordination dans les membres supérieurs, puis inférieurs.

Depuis deux ans, il a des troubles de la miction ; souvent il ne parvient pas à uriner, bien qu'il en sente le besoin, et parfois, quelques minutes après, l'urine s'écoule d'elle-même, quand il ne fait plus d'efforts. La nuit, il urine fréquemment dans son lit, bien qu'il ne dorme guère, cela tient probablement à ce qu'il ne sent pas bien l'urine qui passe dans le canal.

Anesthésie plantaire, pas d'anesthésie cutanée.

Il a été sondé une fois, avec une sonde d'assez petit calibre.

OBS. XII. — Ataxie locomotrice. Parésie vésicale, puis anesthésie vésicale et uréthrale.

Teissèdre, 53 ans, hospice Bicêtre, service de M. Debove, salle Perdiguier, 16.

Ataxique depuis 16 ans. Début par des douleurs fulgurantes, puis incoordination, crises gastriques. Strabisme externe et amblyopie du côté gauche, depuis quatre ans. La pupille droite est beaucoup plus dilatée que celle de gauche (paral. 3e paire gauche).

Dans les premières années de sa maladie, il éprouvait une grande difficulté à vider sa vessie, cependant il n'a jamais été sondé.

Il y a quatre ans, il a commencé à perdre ses urines, non pas constamment, mais principalement lorsqu'il était debout ; sans qu'il eût senti le besoin d'uriner. Dès qu'il se sentait mouillé, il prenait vite son urinal, et il lui arrivait alors de le remplir complètement.

Actuellement, il ne perd plus jamais ses urines, mais ne les sent pas passer dans l'urèthre. La sensation de besoin paraît être réduite à une sensation de plénitude et de tension abdominale.

Un peu d'anesthésie cutanée ; lenteur des perceptions sensitives.

OBS. XIII. — Ataxie locomotrice. Incontinence nocturne. Dysurie. Anesthésie vésicale et uréthrale.

Depreux, 37 ans, hospice Bicêtre, service de M. Debove, salle Perdiguier, 19. — Syphilis en 1869.

Début de l'ataxie il y a sept ans par des douleurs fulgurantes des membres inférieurs.

Mal perforant plantaire, il y a quatre ans ; ensuite, incoordination.

En 1880, on lui a fait l'élongation d'un des nerfs sciatiques (M. Berger) ; il n'en a ressenti aucune amélioration, les douleurs fulgurantes ont encore augmenté depuis cette opération.

En 1872, il perd ses urines, la nuit, pendant son sommeil ; cet état dure environ six semaines, et n'est pas revenu depuis, mais il présente d'autres troubles de miction :

1º Il ne sent pas toujours de besoin ;

2º Il ne peut uriner que s'il regarde son méat.

Depuis 1879, on a dû le sonder à plusieurs reprises, mais la rétention n'a jamais duré longtemps.

Depuis une dizaine de jours (6 novembre 1882), il urine peu, et s'est sondé lui-même plusieurs fois, il ne sent pas passer la sonde, sauf quand elle approche de la vessie.

Il a encore des douleurs fulgurantes, des crises gastriques, de l'incoordination motrice des membres inférieurs.

Obs. XIV. — Ataxie locomotrice. Parésie vésicale.

Kuhlmann, 60 ans, hospice Bicêtre, service de M. Debove, salle Denis Papin, 4.

La maladie paraît avoir débuté à la suite d'un naufrage en mer sur les côtes du Labrador en décembre 1855.

Douleurs fulgurantes confirmées en 1857 ; puis incoordination et atrophie musculaire. Crises gastriques ; diminution de la vue.

Actuellement, l'anesthésie est complète aux membres inférieurs, incomplète aux membres supérieurs.

Il éprouve souvent des crises de douleurs dans le bas ventre, et à ce moment, il est obligé de faire de grands efforts lorsqu'il veut uriner.

Il n'y a pas d'anesthésie de la verge, ni de l'urèthre, ni de la vessie.

Obs. XV. — Ataxie locomotrice. Parésie vésicale, mictions involontaires.

Cambl... (Ch.), 60 ans, hospice Bicêtre, service de M. Debove, salle Denis Papin, 8.

Début en 1877 par l'incoordination ; les douleurs fulgurantes ne sont bien marquées qu'en 1880. Douleur en ceinture.

Ordinairement, il ne peut uriner qu'en allant à la selle et avec de grands efforts qui restent parfois infructueux.

Parfois, au contraire, il perd son urine malgré lui, avant d'avoir eu le temps de se mettre en mesure d'uriner. Il sent passer l'urine dans le canal. Pas d'anesthésie cutanée.

Obs. XVI. — Ataxie locomotrice. Parésie vésicale ; anesthésie
de l'urèthre.

Rac... (Paul), 42 ans, hôpital Beaujon, service du D$^r$ Gombault, salle Beaujon, n° 4.

A l'âge de 20 ans, chancre qui paraît avoir été infectant ; condylomes de l'anus. A eu plusieurs uréthrites peu intenses.

En 1873, douleurs fulgurantes, d'abord dans le pied droit, puis les mollets, les cuisses ; en 1880, les douleurs étaient limitées dans les bras.

Crises vésicales depuis le mois de mai 1882 et ataxie des mouvements (surtout depuis le mois d'octobre de cette année) dans les membres inférieurs.

A la suite d'excès de boisson, il a eu de la rétention d'urine, qui a cédé à une injection d'eau fraîche dans l'urèthre : ceci à plusieurs reprises.

Il a eu, il y a deux ans, des désirs violents et des aptitudes génésiques développées qui ont depuis disparu.

Vers juillet et août 1882, après une nouvelle ribotte, il a eu de l'incontinence.

Anesthésie du canal de l'urèthre, depuis janvier 1883 ; il ne se rend compte qu'il urine que par la vue et le toucher.

Depuis un mois environ, il ne peut plus pisser couché ; il est obligé de se mettre debout ou à genoux et de faire des efforts considérables.

Pendant un mois (février 1883), cystalgie avec besoins fréquents et douloureux, se répétant plusieurs fois par heure, surtout la nuit. (Soulagé par les injections de morphine.)

Depuis huit jours, il a des crises gastriques.

Quant aux troubles de la sensibilité, on constate de l'anesthésie des membres inférieurs, assez marquée, au moment de son entrée ; elle a diminué depuis, mais il existe encore de l'hémianesthésie à la partie inférieure du ventre, aux organes génitaux, à la partie externe des cuisses ; en se rapprochant du genou, on trouve très nettement un retard dans les sensations perçues.

OBS. XVII. — Ataxie locomotrice. Miction impérieuse, anesthésie<br>de l'urèthre.

Mesple (Jean), 41 ans, hopital Laënnec, service du D<sup>r</sup> Ball, salle Béhier, 19.

Pas de maladie antérieure, ni rhumatisme, ni syphilis, ni alcoolisme A eu huit enfants, un seul vivant, les autres morts en nourrice.

En janvier 1877, alors qu'il n'avait encore ressenti aucune espèce de douleur, il s'aperçoit qu'il perd un peu d'urine, lorsqu'il est resté à peu près deux heures sans uriner.

En courant après un omnibus, il remarque aussi que ses mouvements sont un peu moins libres. En mars de la même année, pendant huit jours, il a de la diplopie.

Peu de temps après, il a conscience que le contact de quelque corps froid détermine chez lui des douleurs ayant le caractère fulgurant ; plus tard, à la suite d'un refroidissement en voiture, les douleurs fulgurantes vraies s'installent, débutant par les orteils, avec irradiations ascendantes.

A partir de l'année 1878, l'ataxie des mouvements rend la marche très difficile. Pendant tout ce temps, il est obligé de satisfaire immédiatement le besoin d'uriner dès qu'il se fait sentir, sous peine de laisser échapper du liquide (7 à 8 mictions dans les vingt-quatre heures). Il n'a pas fait attention, à ce moment, à un symptôme dont il s'est aperçu plus tard, vers 1879 : c'est qu'il ne sentait pas couler son urine, ne se rendait pas compte quand commençait et quand finissait la miction, à moins d'y regarder, ou à moins que le toucher ou l'ouïe ne vint suppléer à la vue. Il en est résulté, que depuis ce moment, il se décide avec peine à uriner dans l'obscurité, et qu'il applique son doigt au devant du méat. Il lui faut faire pour uriner des efforts plus marqués qu'autrefois.

Jamais il n'a eu de mictions fréquentes ni douloureuses ; jamais de douleurs dans le canal.

En 1880, sous l'influence d'un traitement (frictions, vin diurétique, digitale), il s'est senti pendant six mois tout à fait guéri ; plus aucune douleur ; il peut faire 40 kilomètres à pied ; mais après cinq à six mois de voyage, les mêmes symptômes ont apparu de nouveau, d'abord progressivement, puis très rapidement.

En 1880, luxation spontanée de l'épaule gauche, et depuis ce temps, les symptômes d'ataxie ont progressé ; les douleurs fulgurantes n'ont pas cessé ; l'incoordination des mouvements n'a pas diminué ; et depuis huit mois, les membres inférieurs se sont atrophiés.

Depuis 1879, il a des crises laryngées fréquentes : elles ont cédé depuis qu'il a des piqûres de morphine.

Etat actuel : 12 juin 1883.

Douleurs fulgurantes continuelles traversant tout le corps ; encore un peu de douleur en ceinture (6 injections de 1 centigramme de morphine par jour).

Aux membres inférieurs, ataxie très masquée par l'impotence due à l'atrophie musculaire très considérable aux muscles des cuisses et des mollets.

Pas de paralysie oculaire, mais la pupille droite est très dilatée.

Quant à la miction, elle est plutôt moins troublée qu'auparavant (5 à 6 mictions dans les vingt-quatre heures) ; il ne semble pas sentir l'urine passer dans le canal, et il mouille son linge quand il reste trop longtemps sans uriner.

Constipation très accentuée.

Si l'on recherche les troubles de la sensibilité, on constate une anesthésie presque complète des membres inférieurs ; avec persistance, toutefois, d'un certain degré de thermesthésie et de sensibilité à la douleur (retard des sensations). Anesthésie de la verge ; anesthésie moins complète du gland et du scrotum.

Réflexes rotuliens nuls.

En 1876, excitation génésique qui a diminué dès qu'il a commencé à être malade : de 17 à 21 ans, il coïtait par moment, 7 à 8 fois par nuit, et plusieurs nuits de suite.

Depuis plusieurs années, il n'a plus d'érections.

27 octobre. Depuis quinze jours, il a perdu toutes ses incisives et ses canines de la mâchoire inférieure.

Il continue à ne pouvoir uriner sans regarder : « Quand je n'y vois pas clair, j'ai beau pousser, l'urine ne vient pas. Si je me découvre et regarde, alors l'urine vient bien. »

Il prétend, qu'actuellement, il sent l'urine passer (?).

Obs. XVIII. — Ataxie locomotrice. Anesthésie de l'urèthre et de la vessie. Cystite.

X...— Hospice Bicêtre, service de M. Debove, salle n° 7.

Il y a dix ans qu'il est atteint d'ataxie avérée : début par des douleurs fulgurantes, puis incoordination ; enfin, impotence complète.

Il a subi, il y a trois ans, l'élongation du sciatique par M. Gillette.

Il dit que depuis il a moins de douleurs fulgurantes, et qu'il sent mieux la position de ses jambes dans son lit.

Lorsqu'il est pris de crises gastriques, il urine en même temps inconsciemment, sans s'en apercevoir autrement qu'en se sentant mouillé.

Quand il urine à son ordinaire, il ne sent jamais le besoin, mais il fait de grands efforts d'expulsion quand il pense qu'il doit avoir besoin : l'urine sort alors assez régulièrement, mais son passage n'est pas senti dans l'urèthre.

A la fin de la miction, l'urine est un peu chargée de pus, et il y a, pendant un instant, une cuisson vive.

Constipation ordinaire. Le passage des matières fécales n'est pas perçu. Anesthésie par plaques aux membres inférieurs.

Obs. XIX. — Ataxie locomotrice. Miction inconsciente pendant le sommeil.

Favre, 52 ans. — Hospice Bicêtre, service de M. Debove, salle D. Papin, 11.

Ataxique depuis quatre ans. Début par des douleurs en ceinture. Incoordination de la marche pendant la nuit. Puis douleurs fulgurantes.

Actuellement, la marche est devenue impossible.

Il y a un peu d'anesthésie cutanée, mais surtout un retard très marqué des sensations.

Actuellement, il y a peu de douleurs fulgurantes dans les membres inférieurs ; elles sont plus marquées dans les membres supérieurs.

La douleur en ceinture persiste.

Il urine assez bien pendant la journée, ses mictions sont un peu fréquentes ; il peut se retenir pendant quelques instants. Il sent le besoin et a la sensation du passage de l'urine. Pendant la nuit, il est obligé de placer son urinal entre les cuisses, et il urine en dormant sans se réveiller.

OBS. XX. — Ataxie locomotrice. Parésie vésicale, etc. Début de la maladie par les troubles de miction.

Guy..., Jean, 38 ans. — Hôpital Laënnec, service de M. Legroux, salle Rostan, 8.

Chancre syphilitique, il y a onze ans.

La maladie actuelle a débuté il y a trois ans par des difficultés de la miction ; il sentait très fréquemment le besoin d'uriner, et au moment de cette sensation de besoin, quelques gouttes d'urine s'échappaient involontairement. Il pouvait cependant se retenir pendant quelque temps, mais quand ensuite il voulait uriner, il n'en pouvait expulser que fort peu. L'urine était un peu trouble, mais il n'y avait aucune souffrance spéciale pendant et après la miction ; cependant il souffre constamment un peu en arrière du pubis. Il dit souffrir davantage quand il veut uriner étant couché.

Quelque temps après ces troubles de miction surviennent des douleurs fulgurantes, du strabisme interne de l'œil gauche, puis de l'incoordination.

Il y a de la diarrhée, s'accompagnant d'incontinence des matières, alternant avec la constipation.

Il dit n'avoir qu'une sensation très vague du passage de l'urine. Anesthésie cutanée très peu prononcée aux membres inférieurs ; retard des perceptions à ce niveau.

OBS. XXI. — Ataxie locomotrice. Rétention d'urine, etc.

Pig..., Ernest, 33 ans. — Hopital Laënnec, service de M. Legroux, salle Rostan, n° 32.

A eu un chancre à 17 ans, puis des plaques muqueuses ; a suivi pendant trois mois un traitement dont il ignore la nature.

Son ataxie aurait débuté, il y a neuf ans, par des crises gastriques.

Il affirme qu'il n'urinait pas pendant les quelques jours que duraient les crises gastriques.

Il eut ensuite des douleurs fulgurantes, puis de l'incoordination motrice.

La miction commença à être troublée il y trois ans ; il ne pouvait plus uriner ni debout, ni couché, mais il devait s'asseoir comme pour aller à la selle ; il devait faire de grands efforts, et éprouvait une douleur presque continuelle dans la vessie.

Le jet d'urine était intermittent, s'arrêtant brusquement pour reprendre.

Il dit avoir eu, en 1882, étant dans le service de M. Vulpian, une rétention d'urine ; il fut sondé et on retira plus d'un litre d'urine. Il n'a jamais eu d'incontinence.

Sa constipation est habituelle.

Anesthésie des membres inférieurs.

Il sent bien passer l'urine dans son urèthre.


Obs. XXII. — Ataxie locomotrice. Incoordination vésicale ; anesthésie de l'urèthre.


En... Gilbert, 58 ans. — Hôpital Laënnec, service de M. Legroux, salle Rostan, n° 33.

Début de la maladie par des douleurs fulgurantes dans les membres inférieurs, puis incoordination ; enfin, troubles de la vue et de l'urine.

Actuellement il lui arrive fréquemment de se présenter à l'urinoir, ayant besoin, et de ne pouvoir uriner ; il revient à son lit, alors l'urine s'échappe malgré lui, et il remplit son urinal.

Il ne sent pas passer l'urine, ni les excréments.

Il sent le besoin d'uriner trois ou quatre fois par jour.

Par moments, il éprouve une sensation de constriction vésicale.

L'anesthésie est assez prononcée aux membres inférieurs, sauf pour les sensations de température.


Obs. XXIII. — Ataxie locomotrice. Incoordination de la vessie. Anesthésie de l'urèthre.


Lill..., Lucien, 47 ans. — Hôpital Laënnec, service de M. Legroux, salle Rostan, 35.

Début de l'ataxie, il y a douze ans, par des spasmes laryngés et de la faiblesse des membres inférieurs.

Deux ans après, douleurs fulgurantes, puis en ceinture, incoordination ; il ne peut marcher la nuit.

Il se rappelle qu'avant tout autre symptôme, il eut quelques troubles de la miction : pendant environ six mois, les besoins d'uriner étaient suivis immédiatement de l'expulsion d'une petite quantité d'urine ; pouvait ensuite vider librement sa vessie.

Après ces six mois, il cessa de pouvoir uriner debout ; il devait s'accroupir ou s'asseoir et faire de grands efforts d'expulsion. Cet état dure encore actuellement, mais parfois il lui arrive d'uriner tout à fait librement.

Il n'urine jamais la nuit ; il ne sent pas passer l'urine dans le canal et doit regarder pour savoir s'il pisse.

Il a de l'anesthésie incomplète des membres inférieurs et du retard des sensations.

Il sent les matières fécales passer à l'anus et peut se retenir du besoin de défécation.

Il affirme qu'il y a un an il a uriné du sang assez abondamment.

Obs. XXIV. — Ataxie locomotrice. Incoordination vésicale, miction involontaire.

Ist., Ernest, 37 ans. — Hôpital Laënnec, service de M. Damaschino, salle Trousseau, n° 20.

Chancre à l'âge de 18 ans.

L'ataxie a débuté, il y a sept ans, par des douleurs en ceinture. des crises gastriques, puis des douleurs fulgurantes dans les membres inférieurs ; enfin survinrent l'incoordination et la perte du sens de position

Presque au début de la maladie, il y eut des difficultés de miction : il était obligé à des efforts assez grands qui demeuraient parfois infructueux, bien qu'il sentît le besoin.

Depuis quatre ans, la sensation de besoin est immédiatement suivie de miction involontaire, et il mouille son lit ou ses vêtements s'il n'a pas toujours son urinal sous la main ou entre les cuisses. Il sent bien que l'urine coule, mais il ne peut la retenir.

La nuit, il urine en dormant sans s'en apercevoir.

Il a des plaques d'anesthésie aux jambes.

Obs. XXV. — Ataxie locomotrice. Début par l'incoordination vésicale.

Bout..., 27 ans. — Hôpital Laënnec, service de M. Damaschino, salle Trousseau, n° 21.

Aucune maladie vénérienne.

Sa maladie a débuté, il y a trois ans, par des troubles de miction.

Il a eu ensuite de l'incoordination motrice, de la perte du sens de position, puis de la diplopie, et, en dernier lieu, des douleurs fulgurantes.

Les troubles de miction du début consistaient en ceci :

Il était pris d'envies d'uriner très fréquentes (15 à 20 fois par 24 h.), et l'urine s'écoulait immédiatement dans ses vêtements sans qu'il pût la retenir ; il s'empressait alors de se mettre en position d'uriner, et malgré ses efforts, il ne pouvait terminer la miction commencée malgré lui ; s'il refermait son pantalon, presque aussitôt l'urine recommençait à s'écouler.

Depuis que la maladie est entrée dans sa période d'état, la miction est redevenue normale.

Il n'y a pas d'anesthésie bien marquée des membres inférieurs, si ce n'est à la plante des pieds.

Obs. XXVI. — Ataxie locomotrice. Incoordination vésicale. Anesthésie de l'urèthre.

Bau..., 50 ans. — Hôpital Laënnec, service de M. Damaschino, salle Trousseau, n° 8.

A eu autrefois un chancre induré et une blennorrhagie.

Il y a quatre ans qu'il a senti pour la première fois des douleurs fulgurantes dans les mollets.

Des troubles de miction survinrent il y a trois ans ; il sentait le besoin, mais avait de la difficulté à le satisfaire. Quelquefois, après des efforts infructueux, la miction se faisait involontairement, sans même que le malade s'en aperçut autrement qu'en sentant son pantalon mouillé.

Quand il urinait, il ne sentait pas passer l'urine et devait regarder pour s'en rendre compte.

Actuellement, il a des douleurs fulgurantes dans les membres inférieurs, des douleurs en ceinture, de l'incoordination motrice et un peu d'anesthésie des membres inférieurs.

Il ne peut uriner debout, mais est obligé de s'accroupir ; il peut cependant uriner couché. Il ne peut vider sa vessie que lorsqu'elle est très distendue (2 à 3 mictions en 24 heures).

Il n'a pas de rétrécissement bien étroit, car il a été sondé une fois facilement, avec une sonde de petit calibre, il est vrai.

Il dit sentir un peu maintenant l'urine au passage dans l'urèthre.

**OBS. XXVII.** — Ataxie locomotrice. Crises uréthrales. Ataxie vésicale.

X..., — Hôpital Laënnec, service de M. Damaschino, salle Trousseau, n° 14.

Les douleurs fulgurantes ont débuté, il y sept ans, dans les membres inférieurs ; il est survenu ensuite de la paralysie de la troisième paire du côté gauche, puis une amblyopie double ; c'est à peine s'il distingue maintenant le jour de la nuit.

L'incoordination des mouvements ne s'est montrée qu'il y trois ans. Il était, il y a deux ans, dans le service de clinique de l'Hôtel Dieu, lorsqu'il fut pris de crises uréthrales extrêmement douloureuses ; la première crise se serait accompagnée d'hématurie (?).

La douleur commence à la racine de la verge et s'irradie vers le gland qui est le siège d'élancement que le malade compare à ceux que donne un panaris. Au bout de quelque temps, la douleur se porte vers le rectum, et il survient un grand besoin d'uriner.

Les crises uréthrales durent d'un à deux jours et se reproduisent encore maintenant plusieurs fois par semaine.

Une crise de douleurs fulgurantes dans les membres inférieurs suit ordinairement chaque crise uréthrale  Il lui semble qu'il a un besoin continuel de miction et de défécation.

Quand il veut uriner, il doit s'asseoir et pousser fortement comme pour aller à la selle ; alors le jet d'urine commence, puis s'arrête pour recommencer.

Il a eu des mictions involontaires il y a quelques années ; actuellement cela lui arrive rarement.

Il sent passer l'urine dans le canal, mais avec une sensation douloureuse de brûlure ; aucun écoulement uréthral.

**OBS. XXVIII.** — Ataxie locomotrice. Troubles moteurs de la vessie,
incoordination, cystite.

Montalescot, 51 ans, entre le 26 avril 1880, à l'hôpital Laënnec, service de M. le professeur Ball, salle Beau, n. 20.

Il a eu un chancre suivi de plaques muqueuses, il y a 24 ans ; pendant six mois à la suite, il a pris des pilules de Dupuytren,

La maladie actuelle remonte à quatre ans.

Elle débuta par une incontinence d'urine qui s'écoula d'abord pendant quelque temps par une sorte de miction involontaire, puis goutte à goutte (miction par regorgement ?).

Il dit avoir eu à cette époque des hématuries qui ont duré vingt-trois mois.

Un an après le début de ces troubles urinaires, il s'aperçut qu'il pliait sur ses jambes, et que la marche devenait difficile  Il avait déjà ressenti plusieurs fois depuis l'année précédente, quelques douleurs en éclair dans les deux jambes : ces douleurs fulgurantes, comparées par le malade  des coups d'épingle, survenaient par crises durant plusieurs heures, changeant de place.

Elles survinrent de plus en plus fréquemment pendant les deux années qui suivirent; depuis un an elles ont diminué, mais il est survenu une douleur constrictive en ceinture.

Il n'a jamais eu de crises viscérales. La vue est affaiblie; il y a eu un peu de diplopie qui a disparu.

Il présente actuellement une ataxie du mouvement, des plus accentuées aux membres inférieurs, moins aux membres supérieurs.

Quand il marche, il jette ses jambes involontairement à droite et à gauche, il accroche le sol, trébuche, et présente en un mot la démarche typique des ataxiques.

La force musculaire est encore assez bien conservée.

La sensibilité est affaiblie en plusieurs points, notamment aux membres inférieurs, et à la face dorsale des avant-bras.

On constate la perte complète du sens de position, ainsi que la disparition des réflexes tendineux du genou.

Les troubles de la miction ont persisté depuis le début, mais se sont modifiés : Il peut uriner sans difficulté, mais les besoins se répètent très fréquemment, il sont impérieux, et il se produit pendant la miction une sensation de brûlure à l'hypogastre et vers la fosse naviculaire, qui persiste un certain temps après la miction.

L'urine laisse déposer une couche assez épaisse de pus.

On prescrit au malade deux pilules Sedillot par jour, et deux grammes d'iodure de potassium.

On s'occupe aussi de traiter la cystite qui gêne beaucoup le malade : il prend chaque jour quatre pilules de térébenthine, et on lui fait quotidiennement un lavage de la vessie avec une solution tiède d'acide borique à 3 pour 100.

Au bout de quelques jours une amélioration très grande se fait sentir dans l'état de la vessie : les mictions sont moins fréquentes et moins douloureuses, l'urine devient plus claire.

Au bout de quinze jours, l'urine est devenue parfaitement limpide, et les mictions sont absolument normales; on cesse les lavages de la vessie, ainsi que la térébenthine.

Le traitement spécifique est continué sans succès pendant six mois, puis on donne du chlorure d'or (un milligramme en moyenne, par jour), ce médicament est cessé aussi au bout de deux mois, à cause des crampes d'estomac qu'il détermine.

Le 22 janvier 1880 ; le malade est maigre, presque cachectique.

Les douleurs fulgurantes ont diminué, surtout à gauche.

Douleur contrictive autour du thorax, presque permanente.

La miction est restée parfaitement normale.

L'ataxie des mouvements est très nette aux membres inférieurs ; elle est beaucoup moins prononcée aux membres supérieurs.

Le malade ne peut plus marcher.

Anesthésie par plaques irrégulières sur les membres inférieurs.

Aux membres supérieurs, la sensibilité est diminuée à la paume des mains, et surtout à la face dorsale des avant-bras, qui cependant sentent mieux les différences de température que la face antérieure. Retard des sensations.

Le dynamomètre donne 41 kilogrammes à la main droite ; 32 kilogrammes à la gauche.

L'auscultation ne fait rien entendre d'anormal aux poumons.

15 avril 1880. — L'atrophie musculaire augmente ; les douleurs continuent à diminuer.

Le malade s'affaiblit ; bien qu'il ne tousse pas, on entend des râles aux deux sommets.

12 mai. — OEdème des malléoles ; eschares aux deux régions trochantériennes.

Le malade urine fréquemment sous lui ; il sent le besoin d'uriner dendant le jour, mais il est obligé à de grands efforts ; le jet commencé s'arrête pendant un instant, puis repart après quelques instants, involontairement, et plus fort qu'avant.

La nuit, il arrive parfois que le malade se réveille en sursaut sentant le besoin, et il lui faut le satisfaire immédiatement.

Il s'affaiblit de plus en plus, ne mange plus ; il tousse peu, crache à peine, et meurt le 31 mai 1880, dans un état d'amaigrissement extrême.

*Autopsie.* — 24 heures après la mort.

La moelle présente les lésions classiques des cordons postérieurs très visibles à l'œil nu ; les meninges sont peu adhérentes, et à peine épaissies.

L'encéphale est sain, les méninges un peu laiteuses, non adhérentes.

Les poumons sont remplis dans leurs lobes supérieurs, de granulations grises jaunâtres ; il y a de chaque côté, de petites cavernes en voie de formation.

Le foie présente quelques granulations tuberculeuses, et deux petits angiomes superficiels.

Les reins sont congestionnés, quelques traînées purulentes dans la substance médullaire.

La muqueuse des bassinets est rougeâtre, mais on n'y trouve pas de pus.

La vessie à des parois à colonnes, très épaisses. La pression sur les orifices des urétères fait sourdre du pus qui est situé dans une cavité située à l'embouchure de ces canaux.

La muqueuse vésicale présente une coloration pâle.

OBS. XXIX. — Ataxie locomotrice. Absence d'incoordination motrice.
Parésie vésicale.

Dard, 52 ans, entre dans le courant de l'année 1878, à l'hôpital Laënnec, service de M. le professeur Ball, salle Beau n. 15.

Comme antécédents héréditaires nerveux, son père a été atteint de paralysie (!) à l âge de 62 ans.

Quant à lui, il nie tout antécédent vénérien; il avoue des excès alcooliques, et il a habité, pendant les deux années qui ont procédé le début de sa maladie, une chambre très humide.

C'est en février 1879, que cette observation est prise :

La maladie actuelle parait avoir débuté il y a 15 ans, par des douleurs en ceinture avec prédominance du côté gauche.

Il y a six ans, il y eut une recrudescence de la douleur à la région lombaire et dans le flanc gauche; en même temps, se produisit un affaiblissement des membres inférieurs qui rendit la marche difficile. Il avait dans les jambes, une sensation d'engourdissement et de fourmillement,

Il y a quatre ans, il commença à éprouver de vives douleurs dans les membres inférieurs, surtout du côté gauche ; alors les fourmillements cessèrent, et la marche devint plus facile. Ces douleurs fulgurantes, que le malade décrit fort exactement, se produisaient tantôt à la cheville, au mollet, à la cuisse, etc.

En même temps, la douleur en ceinture se montrait des deux côtés.

A cette même époque, apparut de la diplopie, puis bientôt, une chute des deux paupières avec strabisme bilatéral, qui diminue au bout de six mois. La vue s'affaiblissait en même temps, et des bourdonnements d'oreille incommodaient le malade.

Il y a trois ans (octobre 1876); il entre, pour la troisième fois depuis le début de sa maladie, dans le service de M. Lasègue, et on constate, ce qui n'existait pas lors de son précédent séjour, qu'il était devenu anesthésique.

Il avait à ce moment de fréquents vomissements et des étourdissements.

18 *février* 1879. — Etat actuel : L'intelligence est très nette, la mémoire serait un peu affaiblie au dire du malade.

La marche est assez correcte, il n'y a pas d'ataxie du mouvement.

Il se produit des douleurs spontanées, à caractère fulgurant dans les membres inférieurs, tantôt d'un côté, tantôt de l'autre.

Les réflexes tendineux sont normaux.

Il existe un certain degré d'affaiblissement musculaire, surtout au membre inférieur droit.

L'anesthésie est assez marquée aux membres inférieurs, le malade y sent mieux les différences de température et le simple contact que la douleur.

L'analgésie est presque complète, surtout au membre supérieur gauche où la sensibilité au contact est très affaiblie aussi.

La vue s'est affaiblie progressivement depuis le début de la maladie ; l'ophthalmoscope fait voir qu'il y a un peu de sclérose de la papille.

Il y a de l'exophthalmie que le malade dit avoir toujours eue, du strabisme externe de l'œil droit avec diplopie ; pas de ptosis, ni d'inégalité pupillaire.

Légère surdité de l'oreille gauche, bourdonnements d'oreille.

Perte complète de l'appétit.

Le fond de son traitement consiste en courants continus et applications répétées de pointes de feu le long du rachis.

5 *mars* 1879. — L'analgésie parait à peu près complète sur toute la surface tégumentaire.

La marche est facile et normale, mais si le malade ferme les yeux, la démarche devient hésitante, et la titubation est manifeste.

Il s'est produit quelques vomissements les jours précédents.

Des crises de douleurs fulgurantes surviennent souvent dans les membres inférieurs, elles sont plus fréquentes, mais moins intenses qu'auparavant.

Il survient parfois des crises gastriques, avec ou sans vomissements, puis des étourdissements.

5 avril. Pas de réflexes tendineux aux genoux, pas de mouvements réflexes au chatouillement de la plante des pieds qui est pourtant perçu. L'état de la sensibilité reste le même : l'analgésie est absolue partout ; les articulations sont sensibles à la pression, plus que les masses musculaires. Pour que les deux pointes de l'esthésiomètre soient perçues, il faut qu'elles soient écartées de six centimètres et demi à la face antérieure de l'avant-bras droit ; à la pulpe de l'indica-

teur droit de deux millimètres ; cette même pulpe étant traversée de part en part avec une épingle ne donne aucune sensation douloureuse, mais seulement une sensation de contact et de froid.

Il y a de la difficulté de la miction sans douleur en urinant. *Il éprouve parfois une impossibilité absolue d'uriner, le besoin d'uriner est d'ailleurs peu intense, malgré que la vessie soit distendue; le malade emploie alors un artifice qui lui réussit presque toujours: il trempe ses mains dans l'eau froide et bientôt la miction se fait librement. A plusieurs reprises cependant, il a fallu le sonder, le canal est d'ailleurs absolument libre.*

Le passage de l'urine n'est pas perçu. Quand il a de la rétention, il ne souffre pas de la distension de la vessie.

25 mai. La sensibilité reste nulle sur toute la surface cutanée, cependant la peau de l'éminence thénar est légèrement sensible à la piqûre d'une épingle.

La sensibilité à la température persiste.

Le sens de position n'est que peu altéré.

Les douleurs gastriques et les douleurs fulgurantes des membres inférieurs deviennent plus fréqnentes que jamais.

19 juin. La galvanisation a été continuée tous les jours (courants centrifuges allant de la moelle aux membres).

La sensibilité au toucher est revenue sur les téguments des membres inférieurs et du tronc au-dessous de l'ombilic.

La sensibilité à la température existe sur toute la surface du corps. La sensibilité à la douleur est nulle, même là où existe la sensibilité tactile. La difficulté de la miction reste la même.

Le 29 août. On a fait depuis le commencement du mois quatre séances d'électrisation statique : imprégnation de fluide négatif, le malade étant isolé sur un tabouret à pieds de verre pendant vingt minutes). L'anesthésie et l'analgésie ne sont en rien modifiées.

Les crises gastriques paraissent diminuées après chaque séance.

OBS. XXX. — Ataxie locomotrice au début. Parésie vésicale ; anesthésie de l'urèthre.

Gou..... Alfred, 43 ans. Il a eu la syphilis en 1870 : chancre induré, pléiade ganglionnaire, plaques muqueuses; il a pris irrégulièrement des pilules de protoiodure, des bains de subl'mé, de l'iodure de potassium. Il a eu plusieurs blennorrhagies et avoue des excès de coït. Depuis trois ans, il éprouve des douleurs vagues dans les membres inférieurs, une sensation de constriction à la ceinture et des douleurs lombaires.

Il y a trois ans apparut brusquement une paralysie de la troisième paire gauche.

Vers la même époque se montrèrent quelques troubles de la miction : il ne sentait pas l'urine s'écouler par le canal et il lui devint de plus en plus difficile d'évacuer sa vessie, il n'urinait bien qu'en allant à la garde-robe.

Jamais il n'a ressenti de douleurs violentes dans la vessie, seulement un peu de pesanteur à l'hypogastre ; il a du ténesme rectal, de fréquentes épreintes.

Depuis quelques mois, il éprouve des douleurs fulgurantes qu'il compare lui-même à des lames de feu dans les membres inférieurs ; il souffre beaucoup d'une sensation de constriction en ceinture à la base du thorax. Il ressent souvent des douleurs au niveau des sourcils.

La marche est encore facile, même dans l'obscurité. Pas de perte du sens de position.

L'urèthre est libre sur toute son étendue.

Obs. XXXI. — Ataxie locomotrice. Incoordination et parésie de la vessie.

Schom..., 39 ans. Hôpital Laënnec, service de M. le professeur Ball. Salle Béhier, n° 19.

Syphilis en 1867.

Début de la maladie en 1879 par une faiblesse des membres inférieurs qui augmente après les excès de boisson.

Dès cette époque, il lui arrivait, quand il n'avait pas uriné depuis quelque temps, de perdre une certaine quantité d'urine dans son pantalon ; il en était de même des matières sitôt qu'il avait un peu de diarrhée. En 1880, il lui vient une douleur en ceinture, constrictive, et des douleurs fulgurantes dans les membres inférieurs ; il en eut aussi, mais moins fortes, dans les membres supérieurs.

Ces douleurs se produisent encore actuellement (novembre 1883), mais elles ont diminué d'intensité.

7 mars 1883. On a constaté : la diminution de la sensibilité et le retard des sensations aux membres inférieurs ;

La perte des réflexes plantaires et rotuliens ;

L'incoordination des membres inférieurs ; il manque de tomber sitôt qu'il ferme les yeux.

12 juin. La marche est difficile à cause de l'incoordination des mouvements. Il tombe s'il ferme les yeux étant debout, même sans marcher.

Pas de réflexes tendineux.

La sensibilité est très affaiblie, le retard des sensations très marqué. Quant à la miction, il lui arrive parfois de rester 15 ou 16 heures sans

Geffrier.                                                    9

pouvoir parvenir à uriner. Parfois en se retournant dans son lit, l'urine s'échappe et immédiatement, s'il prend son urinal, il ne réussit pas à pisser.

En général, quand le besoin vient, il faut qu'il soit satisfait immédiatement ; les besoins sont d'ailleurs rares (trois fois en 24 heures). En 1879, étant à l'Hôtel-Dieu, il avait fréquemment de faux besoins d'uriner avec douleur à l'hypogastre, mais les mictions véritables n'étaient pas fréquentes.

Jamais l'urine n'a été trouble.

Sur ma prière d'essayer d'uriner (il y a plus d'une heure et demie qu'il a uriné), il n'arrive qu'après bien des efforts à expulser quelques gouttes.

Obs. XXXII. — Ataxie locomotrice. Mictions inconscientes.

(Observation communiquée par mon ami Chaslin, interne des hôpitaux).

Veuve Walbert, 55 ans. Hospice de la Salpêtrière, service de M. Luys, salle Barth, n° 11.

Depuis 1865, douleurs lombaires ; depuis 1881, douleurs fulgurantes dans les membres inférieurs et supérieurs et dans la tête. Douleurs en ceinture. Très peu d'incoordination motrice. Pas d'anesthésie dentaire. Strabisme convergent et amaurose depuis 1877. Actuellement diplopie.

Pas de perte du sentiment musculaire. Fourmillements de temps à autre.

*Troubles urinaires.* — Quand la malade est debout, il arrive souvent, principalement aux périodes de douleurs, qu'elle urine sans s'en apercevoir. Aucune douleur ni avant, ni pendant, ni après la miction. Miction normale sous le rapport de la fréquence et de la quantité.

Obs. XXXIII. — Ataxie locomotrice. Incoordination vésicale.

(Observation recueillie par M. Chaslin, interne des hôpitaux).

Davaulay, Céline, 45 ans. Salpêtrière, service de M. Luys, salle Pinel n° 17.

Vers 1871, dit la malade, amaurose et surdité subites, mais passagères (durée : une quinzaine de jours). En avril 1872, titubation.

En 1874, douleurs fulgurantes dans les membres inférieurs et supérieurs et dans le tronc.

Anesthésie plantaire, musculaire et articulaire.

Actuellement, pas d'anesthésie au tact, au froid ni à la douleur. Vertiges fréquents. Incoordination motrice peu accentuée, mais atrophie des muscles de la région antérieure des jambes (pas de contractilité faradique).

*Troubles urinaires.* — De temps à autre : grande difficulté pour uriner : la malade pousse comme si elle allait à la selle tout le temps de la miction, qui se fait par saccades, péniblement et lentement, quelques gouttes venant seulement à la fois. En même temps que se se produisent ces troubles urinaires, la malade éprouve pendant toute la durée de la miction et non pas au commencement et à la fin, une douleur vive au niveau du pubis ; elle a moins nettement la sensation de besoin qui, d'ailleurs, ne se fait sentir que deux fois dans la journée au lieu de cinq à six fois ; cependant la quantité totale d'urine rendue paraît la même quand la malade a ses troubles urinaires et quand elle ne les a pas. Pas de miction involontaire.

Elle ne peut pas dire depuis combien de temps ces troubles se produisent, ni s'ils coïncident avec les exacerbations de douleurs ni combien de temps ils durent (cinq ou six jours peut-être ?).

En tout cas, ces troubles sont intermittents et ils coïncident avec des urines louches, d'ailleurs sans mauvaise odeur.

Troubles analogues du côté du rectum : sensation de poids dans le rectum, en dehors des envies de défécation.

OBS. XXXIV. — Ataxie locomotrice. Parésie de la vessie, diminution de sa sensibilité ; anesthésie uréthrale.

(Observation communiquée par M. Chaslin, interne des hôpitaux).

Veuve Schwartz, 51 ans. Hospice de la Salpêtrière, service de M. Luys, salle Barth, n° 3.

Chute au mois de novembre 1881, à laquelle la malade rapporte la cause et le début de sa maladie.

M. Charcot, qu'elle a consulté, paraît croire à l'accélération de la marche de l'affection sous l'influence du traumatisme.

D'abord fourmillements et raideurs dans les membres inférieurs; au bout de trois mois, impossibilité absolue de marcher, par incoordination motrice exagérée. Douleurs fulgurantes dans les membres inférieurs ; douleurs en ceinture et rachialgie lombaire ; douleurs dans les membres supérieurs depuis cinq à six mois. Incoordination dans les mouvements des membres, surtout inférieurs. Anesthésie plantaire. Troubles plus accentués à droite. Diplopie transitoire, il y a deux ans. Troubles vaso-moteurs des mains.

Depuis trois à quatre ans, outre une constipation opiniâtre, existent des troubles urinaires. La malade doit faire des efforts considérables pour uriner ; quelququelquefois, bien qu'éprouvant le besoin, elle est obligée de rester une journée et une nuit sans le satisfaire. Cependant, malgré la rareté des mictions, elles sont peu abondantes ; les urines sont rouges et sentent mauvais, dit la malade.

Jamais de douleurs avant, pendant ou après la miction. Même quand la malade est restée cinq ou six heures sans uriner, le besoin s'en fait sentir très modérément.

Le passage de l'urine n'est pas senti au niveau de l'urèthre.

OBS. XXXV. — Ataxie locomotrice. Ataxie vésicale.

(Observation communiquée par mon collègue et ami Chaslin, interne des hôpitaux).

Adam, Victoire, 59 ans. Hospice de la Salpêtrière, service de M. Luys, salle Barth, n° 14.

Début pendant la guerre de 1870, par des douleurs fulgurantes, douleurs articulaires aux genoux, puis douleurs en ceinture et rachidiennes.

Incoordination motrice. Perte de la notion de position dans les membres inférieurs.

Douleurs dans le fondement et la matrice.

Paralysie des membres inférieurs (muscles de la région antérieure de la jambe); anesthésie au tact et à la douleur ; pas de thermo-anesthésie. Réflexes abolis. Diplopie.

*Troubles urinaires* depuis trois ans.

Avant la miction, petite douleur sus-pubienne, ou plutôt sensation de brûlure qui, partant du creux de l'estomac, descend jusqu'au pubis ; puis miction impossible, malgré les efforts de la malade ; d'autres fois, au contraire, après cette douleur, la malade ne peut pas se retenir et urine.

Pendant le sommeil, miction involontaire. Ces troubles avaient cessé pendant deux ans, mais ils ont repris depuis quatre à cinq mois.

Pas de douleur ni pendant, ni après la miction. Fréquence des mictions augmentée ; quantité d'urine rendue à chaque miction diminuée. Quelquefois la toux fait uriner la malade involontairement.

Depuis huit à dix jours, amélioration des troubles sous l'influence de la potion suivante : KBr, 4 gr. ; sp. morph., 30 gr., chloral, 4 gr.

Urines légèrement rouges et troubles ; mauvaise odeur.

Obs. XXXVI. — Ataxie locomotrice. Ataxie vésicale. Mictions inconscientes
pendant le sommeil; légère cystite.

(Communiquée par M. Chaslin, interne des hôpitaux).

Thev..., Anne, 64 ans. Entrée le 26 décembre 1882. dans le service de M. Luys, salle Barth, n° 16, hospice de la Salpêtrière.

Douleurs fulgurantes en 1880.

Rachialgie, douleurs dans les membres inférieures, variables et mo-
biles. Douleurs en ceinture. Incoordination considérable. Abolition
des réflexes rotuliens. Anesthésie à la douleur, légère; pas au contact
ni au froid, aux membres supérieurs et inférieurs. Amblyopie et
diplopie passagère.

Pas de douleur avant, pendant et après la miction. Mictions noc-
turnes involontaires. Fréquence des mictions augmentée quelquefois.
Miction nécessitant de grands efforts. De temps en temps, douleur
dans le canal pendant que « ça passe ». Quelquefois, urines troubles
avec mauvaise odeur. Ces différents troubles sont inconstants, passa-
gers et variables ; ils datent de deux mois à peine.

Ténesme rectal, sensation de corps étranger rectal.

Obs. XXXVII. — Ataxie locomotrice. Incoordination de la vessie.

(Recueillie par M. Chaslin, interne des hôpitaux).

Gaill..., Marie, 65 ans, entrée le 4 octobre 1880, à la Salpêtrière,
salle Pinel, n° 2, service du D' Luys.

Début il y a 25 ans. Douleurs fulgurantes fixes dans les membres
inférieurs et supérieurs; douleurs en ceinture, douleurs dans la sphère
du trijumeau, douleurs rachidiennes. Incoordination motrice. Réflexes
abolis. Amaurose. Pas de surdité. Troubles urinaires : mictions très
difficiles ; la malade pousse fortement. Puis quelquefois, quand elle
est restée longtemps sans uriner, miction involontaire (quelques
gouttes); souvent les mictions ne donnent que quelques gouttes.

Hyperesthésie de l'urèthre ; petite sensation de brûlure au passage
de l'urine.

Pas de douleur avant ni après la miction.

Obs. XXXVIII. — Ataxie locomotrice. Rétention momentanée d'urine.
Diagnostic avec une lésion ancienne des voies urinaires.

Le nommé Blot, 49 ans, vient à la consultation des voies urinaires
de l'hôpital Necker, le 6 septembre 1881.

Blennorrhagie en 1850. Continue à couler, avec recrudescences pendant environ cinq ans. Chancre induré (Ricord) 1867. Plusieurs autres écoulements dont les dates restent indéterminées. Excès vénériens. Il se vante d'avoir pu accomplir le coït six fois dans la nuit.

En 1870, soigné par M. Mallez pour une blennorrhagie, il survient une épididymite double, puis prostatite subaiguë ; enfin, hypertrophie de la prostate.

En 1874 (?) il entre dans le service du professeur Guyon, ayant des mictions très fréquentes et très douloureuses.

Il y a trois ans, nouveaux symptômes urinaires.

Puis surviennent des douleurs fulgurantes dans les jambes, de l'incoordination des mouvements, du strabisme.

Il vient en septembre 1881 se plaindre d'avoir par moments de la rétention d'urine qui nécessite l'emploi de la sonde. Quand il urine, il paraît sentir l'urine qui coule à travers l'urèthre, mais la sensation n'est pas toujours bien nette ; la sonde passe aisément sans rencontrer d'obstacle.

Il se fait faire presque tous les jours une injection de morphine.

Obs. XXXIX. — Ataxie locomotrice. Crises vésicales.

Ver..., 46 ans.

Antécédents. Aucune affection vénérienne.

Père mort après avoir souffert de douleurs de 45 à 76 ans (rhumatisme probable). Mère bien portante. Fièvre intermittente à Tours. Pas de rhumatisme. Six enfants.

Début il y a dix-huit mois, par une douleur lombaire, très violente parfois, avec constriction en ceinture, revenant plusienrs fois par jour.

Douleurs fulgurantes du côté droit, fourmillements à la cuisse droite et l'orteil gauche. Appétits sexuels exagérés, érections continuelles, puissance génésique considérable. Quelquefois, excès sexuels étant jeune.

Il y a un an, il entre salle Saint-Vincent, dans le service du professeur Guyon. On avait diagnostiqué (en ville) un rétrécissement de l'urèthre avec cystite et prostatite. A la première séance d'examen, l'explorateur n° 18 passa facilement.

L'urèthre est sain ainsi que la vessie.

Il éprouvait une sensation de brûlure en urinant, de la douleur au bout de la verge et à l'hypogastre après la miction, pendant de quinze à vingt minutes ; il urinait parfois trois à quatre fois en une heure ; d'autres fois, il restait plusieurs heures sans uriner.

L'urine est parfois trouble, blanchâtre ; le malade affirme que plus

il souffre, plus son urine est claire. Jamais d'incontinence (un peu de
4 à 6 ans) ni de rétention.

Elancements dans le rectum. Chatouillement dans la verge. Crises
gastriques très violentes il y a six mois ; pendant deux mois, sans
vomissements.

Il a conservé toute sa vigueur. Il trébuche parfois en marchant,
avance difficilement les yeux fermés, se tient bien debout. Réflexes
rotuliens très diminuées ; un peu plus faibles à droite.

Pas d'anesthésie du canal de l'urèthre, ni du rectum. Constipation.
Pas de troubles oculaires, ni auditifs. Pas d'anesthésie des membre
inférieurs.

Depuis un an, suintement continuel par l'urèthre (le Béniqué 32
peut passer. Epidimyte il y a trois semaines. Il reste un noyau gros
comme une noix a la tête de l'épididyme. La queue est encore grosse
et douloureuse. Varicocèle à gauche.

Toux depuis six semaines, mais sonorité normale; la respiration
s'entend mal partout, mais pas un râle, pas de respiration soufflante.

Traitement Kbr. — Pointes de feu dorso-lombaires ; bain sulfureux
deux fois par semaine.

25 mai. Douleurs fulgurantes disparues ; douleurs à la région lombaire et alourdissement dans les jambes le matin seulement.

Depuis une quinzaine de jours, gastralgie soulagée par le repas.
Pas de vomissement.

Rien de changé dans l'état des voies urinaires et génitales.

Meilleur sommeil ; plus d'appétits sexuels, plus de souffrance dans
dans le coït.

Traitement : Suspension de Kbr; cautérisation ; douches froides.

OBS. XL. — Ataxie locomotrice. Parésie vésicale, parésie temporaire
du sphincter. Cystite légère.

Tourn..., Marie, 53 ans. Hospice de la Salpêtrière, service du
Dr Charcot, salle Cabanis, n° 23.

Début d'ataxie il y a vingt ans : Douleurs fulgurantes, incoordination motrice, étourdissements. Depuis six ou sept ans, elle est obligée
de faire effort pour uriner ; si elle cesse de faire effort l'urine s'arrête
pour repartir si l'effort reprend.

Il y a six ou sept ans, incontinence pendant trois mois; l'urine
coulait presque constamment.

Il y a environ six semaines, l'incontinence est revenue ; elle ne
sentait pas le besoin, et fréquemment l'urine partait sans qu'elle put

la retenir. Elle accusait aussi de l'ardeur et de la cuisson après la miction. (Cystite).

Actuellement, elle retient son urine, mais toujours avec effort.

Obs. XLI. -- Ataxie locomotrice. Parésie vésicale, puis cystite ulcéreuse.

Legris, Rose, 71 ans. — Hospice de la Salpêtrière, service du Dr Luys, salle Broca, n° 7.

Ataxie. Douleurs fulgurantes depuis vingt ans dans les membres inférieurs et les viscères abdominaux.

Troubles vésicaux depuis quatre ans. Auparavant, elle éprouvait déjà de la difficulté à uriner et la miction était douloureuse. Besoins fréquents ; urines troubles. Aggravation continuelle et progressive depuis cette époque. Elle urine des glaires, quelquefois du sang ; elle est en proie à un ténesme continuel qui la force si souvent à uriner qu'elle conserve nuit et jour son vase près de son siège.

Obs. XLII. — Symptômes tabétiques, peu accentués. Troubles de miction dus à une cystite blennorrhagique concomitante.

Aub..., 25 ans. Cocher de tramway.

Antécédents héréditaires : Père mort hémiplégique ; un frère est épileptique ; sa mère est rhumatisante.

Il eut il y a un an une blennorrhagie, qu'il soigna par des capsules de térébenthine et des injections au sulfate de fer.

Quinze jours après le début de la blennorrhagie, les mictions deviennent plus fréquentes, puis il survient une douleur violente après la miction; enfin, chaque miction se termine par des efforts douloureux s'accompagnant de l'expulsion d'une certaine quantité de sang. Cet état commence à s'amender au bout d'un mois.

Depuis deux mois environ, le malade se plaint de souffrir d'une douleur en ceinture, et de douleurs vives, lancinantes, à caractère fulgurant à la face interne des cuisses.

Le membre inférieur gauche est moins fort que le droit qui est normal.

Il y a un très léger degré d'incoordination dans la marche ; cette incoordination est exagérée si le malade ferme les yeux. Il se sent mal en équilibre les talons rapprochés et les yeux fermés.

Les réflexes tendineux du genou sont normaux.

Il accuse aussi depuis deux mois des douleurs continues au niveau de l'hypogastre, exagérées par le travail, et il souffre en urinant.

Les miclions ne sont pas très fréquentes ; l'urine est chargée, et laisse un dépôt jaunâtre ; pas d'écoulement uréthral. Le passage de l'urine est bien perçu.

Obs. XLIII. — Syphilis. Ataxie probable. Rétention<br>d'urine, puis parésie vésicale.

Pallier, 34 ans, syphilis probable, il y a environ un an ; traitement spécifique conseillé par un médecin du Havre ; ulcération au gland, roséole, excoriations à la bouche ; plusieurs blennorrhagies.

Depuis le mois de juin 1881, il a ressenti de violentes douleurs dans la colonne vertébrale. Ces douleurs, qui survenaient brusquement, comme de violents élancements, débutaient à la région cervicale pour descendre jusqu'à la colonne lombaire ; elles ne se sont jamais faits sentir dans les membres.

Au moment des crises. le malade dit qu'il éprouvait parfois des mouvements involontaires et que, s'il était debout, il manquait tomber. Au début, il est resté trois mois au lit ; puis il s'est servi d'une canne pour marcher ; mais la marche devenant de plus en plus difficile et, de crainte de se laisser choir s us l'influence de ses douleurs spinales, il a pris des béquilles dont il se sert encore aujourd'hui.

Peu de jours après le début de ces douleurs, il éprouva des troubles urinaires : rétention suivie d'incontinence par regorgement. Il fut sondé, puis plus tard se sonda régulièrement lui-même pendant trois mois avec une sonde en gomme n° 16.

Vers le mois de septembre, il commença à pouvoir uriner sans sonde, mais il n'urinait pas quand il voulait, n'expulsant son urine que lorsque, en même temps, il expulsait par le rectum des matières ou des gaz.

D'ailleurs, fréquemment les urines s'écoulaient involontairement et, à peu près à la même époque, il gâtait dans son lit ; il prétend qu'en outre, à ce moment, son siège et peut-être ses membres inférieurs étaient privés de sensibilité.

Le jour où nous le voyons (15 févr. 1882), il marche avec deux béquilles, mais peut facilement se tenir debout, et même marcher sans elles ; mais la marche est incertaine ; les pieds quittent à peine le sol et les jambes sont maladroites.

S'il ferme les yeux, il vacille en marchant.

Même force musculaire dans les quatre membres ; pas d'anesthésie ; exagération notable des réflexes tendineux du genou ; pas de trémulation spinale par l'extension du pied.

Les douleurs spinales ont persisté. Il a encore de l'incontinence (il porte un réservoir dans son pantalon) ; il a parfois quelques douleurs à l'hypogastre ; ses urines sont très troubles. Il n'a pas de rétrécissement ; un explorateur à boule n° 19, parcourt facilement toute la longueur de l'urètre.

Traitement : Sirop de Gibert, deux cuillerées par jour.

### *Paraplégie.*

Obs. XLIV. — Fracture de la colonne lombaire ; paraplégie. Rétention d'urine, puis mictions inconscientes se rapprochant de l'incontinence absolue.

Novak..., 25 ans. Hôpital Laënnec ; service de M. Damaschino, salle Trousseau. 12. Le malade s'est fait il y a treize mois, à la suite d'une chute d'un lieu élevé, une fracture de la colonne vertébrale. Il existe encore aujourd'hui une forte saillie au niveau des cinq vertèbres lombaires ; c'est la cinquième qui est la plus saillante.

A la suite de cet accident, il se produisit immédiatement une paraplégie motrice complète.

La paralysie des membres inférieurs est encore complète actuellement (novembre 1883) ; l'anesthésie est absolue, sauf à la partie antérieure de la cuisse droite. Il éprouve dans ces membres anesthésiés des douleurs spontanées très pénibles, et ils sont le siège d'un œdème considérable.

Depuis sept mois, il a une vaste eschare sacrée, aujourd'hui en voie de cicatrisation.

Pendant tout le premier mois qui a suivi son accident, il n'a pu uriner sans être sondé. Au bout de ce temps, la miction est devenue ce qu'elle est encore actuellement.

Il ne sent jamais le besoin d'uriner.

Il conserve toujours son urinal entre les cuisses ; cependant il affirme que l'urine ne coule pas constamment goutte à goutte, mais que parfois elle reste deux à trois heures sans couler. Si on lui prend son urinal, l'urine, dit-il, se met immédiatement à suinter (?) ; sitôt qu'on le remue, pour le changer de linge, le nettoyer ou panser son eschare, l'urine s'écoule.

Il fait un effort devant moi pour uriner et réussit à expulser en jet un peu d'urine (30 à 40 grammes environ), il contracte violemment pour cela ses muscles abdominaux. Un instant après, je presse fortement au-dessus du pubis, et il s'écoule encore une certaine quantité d'urine (50 gr. environ) ; après cela, il semble à la palpation que la vessie n'est pas encore absolument vide.

En examinant son méat pendant un temps assez long, on ne voit s'y produire aucun suintement.

L'urine est ammoniacale et purulente.

Obs. XLV. — Paraplégie ; rétention d'urine, puis mictions involontaires.
(Communiquée par mon ami Marciguey, interne du service).

Michel M. ., 34 ans. Hôpital Beaujon, deuxième pavillon, n° 17. Service de M. Labbé.

Cet homme, chargé d'un sac d'avoine, est tombé sur les pieds dit-il, d'une hauteur de trois mètres, puis il a perdu connaissance. Il est amené le jour même à l'hôpital Beaujon.

10 juillet 1883, il est dans l'état suivant : Intelligence complète, état général très bon, pas de fièvre.

Paraplégie motrice complète, avec anesthésie incomplète : la sensibilité existe sur les cuisses et la moitié supérieure des jambes, le reste est insensible.

Incontinence des matières fécales.

Rétension complète d'urine.

Légère dyspnée.

Lorsqu'on examine la région dorso-lombaire, on constate une saillie qui s'étend de la dixième vertèbre dorsale à la première lombaire ; pas d'ecchymose.

Douleur vive à la pression ; on sent facilement l'apophyse épineuse de la onzième dorsale. Pas de douleur en ceinture.

On porte le diagnostic de fracture ou luxation de la colonne vertébrale.

La réduction est tentée : Contrextension sur le thorax, traction par deux hommes sur les membres inférieurs. On sent un léger choc, et la réduction est faite ; il ne reste plus qu'une légère saillie occupant la région précitée.

Immédiatement, le malade se trouve soulagé des douleurs profondes qu'il sentait à ce niveau.

Il est placé sur un plan horizontal ; on lui applique trois ventouses scarifiées de chaque côté de la colonne lombaire.

Le 12. Il exécute de petits mouvements dans les membres inférieurs, mais ne peut détacher les pieds du plan du lit.

La sensibilité commence à reparaître sur les jambes.

Le 20. La paralysie de l'intestin et de la vessie persistent ; la constipation est combattue par des lavements. On place le malade dans une gouttière de Bonnet.

Le 22. Ballonnement du ventre, constipation ; parfois selles involontaires.

La rétention d'urine persiste, on le sonde deux fois par jour. Léger catarrhe vésical et uréthral.

Le 24. État général excellent. Il ne peut encore soulever complètement les pieds.

La sensibilité est partout revenue, sauf sur le pied gauche.

Début d'eschare au sacrum.

Même rétention d'urine ; lorsque la vessie est trop pleine, il expulse malgré lui quelques gouttes d'urine.

10 novembre : La sensibilité et la motilité ont fait quelques progrès : le pied gauche, sauf le gros orteil, et le côté interne de la jambe, restent seuls insensibles.

Les muscles du même pied et ceux de la région antéro-externe de la jambe. son encore paralysés. Les mêmes groupes musculaires du côté opposé exécutent de petits mouvements, le malade commence à marcher avec des béquilles.

L'eschare sacrée, large et assez profonde, est en voie de cicatrisation.

Incontinence des matières fécales.

Depuis un mois et demi on ne le sonde plus, parce qu'il expulse spontanément, mais involontairement l'urine de sa vessie toutes les heures environ.

On lui a fait pendant le mois d'octobre des lavages de la vessie avec une solution d'acide borique, à cause de la purulence des urines, et chaque fois, la sonde trouve dans la vessie une certaine quantité d'urine, même lorsqu'il vient d'uriner.

Depuis trois semaines, en ne faisant aucun mouvement, il peut conserver l'urine pendant une heure ou une heure et demie, puis en faisant un grand effort, et pressant l'hypogastre avec sa main, il parvient à la chasser au dehors.

Lorsqu'il remue dans son lit, et pendant son sommeil, il lui arrive de pisser malgré lui; aussi prend-il la précaution, pendant la nuit, de conserver son urinal entre les cuisses.

Il lui arrive parfois de se réveiller avec le besoin d'uriner, il pisse alors volontairement.

OBS. XLVI. — Paraplégie. Rétention, puis miction involontaire, à intervalles rapprochés.

Brug... Louis, 23 ans. Hospice de Bicêtre. Service de M. Debove, salle Rochoux, 2.

Fracture de la colonne vertébrale, paraplégie immédiate, il y a seize mois. On constate encore de la douleur à la pression au niveau de la 3e, et surtout de la 4e vertèbre lombaire.

La paraplégie motrice est restée complète.

L'anesthésie a peut-être un peu diminué, cependant elle est encore actuellement complète aux deux membres inférieurs, sauf à la partie antérieure des cuisses et à la région interne.

Depuis dix mois, il éprouve des douleurs spontanées, et depuis cinq mois, il a de l'œdème des membres paralysés.

Pendant les trente premiers jours qui ont suivi son accident, il a dû être sondé de deux à quatre fois par jour : il sentait bien le besoin d'uriner, mais ne pouvait le satisfaire.

Au bout d'un mois, il put uriner comme il urine encore aujourd'hui : c'est-a-dire que toutes les heures environ, il a la sensation de besoin, et presque immédiatement le jet d'urine sort sans qu'il ait fait aucnn effort.

L'urine est légèrement purulente.

Il laisse quelquefois aller les matières dans le lit, surtout s'il a la diarrhée.

Eschare au sacrum depuis un mois.

OBS. XLVII. — Fracture de la colonne vertébrale ; parésie des membres inférieurs.

Paul Rémy, 24 ans. Hôpital Beaujon. Service du Dr Tillaux. Salle Ambroise Paré, n° 15. — Observation communiquée par mon collègue et ami Guinard, interne du service.

Entré le 14 juillet 1883 : La veille, s'étant endormi sur le talus des fortifications, il s'est réveillé au fond du fossé, environ deux heures après, sans pouvoir expliquer comment la chute s'est produite.

Parfaite lucidité d'esprit. Pas de paraplégie véritable ; mais parésie des membres inférieurs ; tandis qu'il peut soulever les genoux, ses talons ne peuvent quitter le plan du lit. Sensibilité entièrement conservée, sauf aux deux pieds, à partir d'une ligne qui passerait assez exactement par l'extrémité des malléoles. Dans cette zône, anesthésie complète même à l'épingle.

Rétention complète d'urine, rétention des matières fécales ; la vessie elle-même est paralysée, car l'urine coule en bavant par la sonde. Pas d'érections.

L'examen de la colonne vertébrale fait percevoir un peu de douleur au niveau de l'apophyse épineuse de la douzième dorsale, qui est plus saillante que les voisines, mais non déviée latéralement.

27 juillet. Plus de parésie ni d'anesthésie du membre inférieur droit; pas de changement pour le membre gauche ; même état également pour la vessie et le rectum : on sonde le malade 2 fois par jour.

Abolition complète des réflexes dansles membres inférieurs, à droite comme à gauche.

Le 30. Le malade urine seul. Mais comme ses urines sont troubles, on le sonde chaque fois pour faire des lavages boriqués. Il a de l'incontinence d'urine.

1er septembre. Les urines sont claires. On cesse les lavages. Incontinence d'urine persistante.

22 octobre. Le malade part pour Vincennes. Même état.

18 novembre. Le malade rentre à Beaujon.

La sensibilité et le mouvement sont complètement revenus.

Même état de la vessie qu'au moment de son départ pour Vincennes. Il mouille son lit chaque nuit, et porte pendant le jour un appareil pour recueillir l'urine.

Le 23. Il quitte l'hôpital dans le même état.

Il est probable que ce malade présentait comme cela se produit en pareilles circonstances, la miction involontaire ou inconsciente et fréquente, et non pas l'incontinence absolue, mais la chose n'a pas été vérifiée directement pendant son séjour à l'hôpital.

Obs. XLVIII. — Paraplégie. Rétention suivie de miction involontaire.

V..., Jean, 33 ans. Hôpital Laënnec. Service de M. Ferrand. Salle Beau, 17.

Luxation de la colonne vertébrale en octobre 1882, à la suite d'une chute de voiture; il en résulte immédiatement une paraplégie complète. Il aurait eu au bout d'un mois une rémission de sa paraplégie, mais bientôt la jambe gauche d'abord, puis la droite, se paralysèrent de nouveau.

Aussitôt après l'accident, il eut de la rétention d'urine, et ne put uriner qu'avec la sonde pendant environ un mois. Au bout de ce temps, il a pu uriner seul : il avait des besoins fréquents, éveillant une sensation très vive, mais il ne pouvait retenir l'urine qui s'écoulait dans son lit avant qu'il eut eu le temps de prendre son urinal.

Depuis cinq à six mois, les besoins sont moins fréquents, moins impérieux, et il a le temps de prendre son urinal.

Obs. XLIX. — Fracture de la colonne vertébrale. Paraplégie.

(Communiquée par M. Martha, externe des hôpitaux).

Mang..., charretier, âgé de 67 ans, entre le 2 novembre 1883, salle Boyer, 9, dans le service de M. Nicaise, hôpital Laënnec.

Il y a trois mois il est tombé, étant debout dans son tombereau, de sa hauteur, dans sa voiture. Transporté à l'hôpital Lariboisière il présentait, à ce moment, une impotence complète des membres inférieurs. Le niveau de la fracture siège entre la 12e dorsale et la première lombaire.

Etat actuel. Paraplégie complète sans contracture. Anesthésie. Les premiers jours le malade avait présenté une rétention complète d'urine, et on dut pratiquer le cathetérisme tous les jours ; les urines étaient très troubles.

Depuis un mois, il pisse par incontinence. Cependant, si on pratique le cathetérisme, on trouve une certaine quantité d'urine dans la vessie (250 grammes). Les urines sont troubles, ammoniacales et contiennent des traces d'albumine. Le malade ne sent pas le besoin d'uriner. Anesthésie de la vessie et de l'urèthre.

OBS. L. — Fracture de la colonne vertébrale (11e dorsale). Paraplégie.

(Obs. recueillie par M. Martha, externe des hôpitaux).

Le nommé Puchel, 35 ans, couvreur, entre à l'hôpital Laënnec, le 24 juin 1883.

Etant en état d'ivresse, il tombe d'un troisième étage. Immédiatement après l'accident, on observe une paraplégie complète des membres inférieurs, vives douleurs au niveau de la région dorsale, ainsi que dans les membres inférieurs.

La sensibilité à la chaleur, au froid, à la piqûre est abolie dans les jambes et jusque vers la partie moyenne de la cuisse. Le siège de la fracture se trouve au niveau de la partie inférieure de la colonne dorsale.

Deux heures après l'accident, plusieurs garde-robes involontaires ; en même temps rétention d'urine; le catéthérisme pratiqué trois heures après la chute, donne issue à 850 grammes d'une urine rouge, ne contenant ni sucre, ni albumine. Cette rétention absolue persiste pendant dix jours. Cathétérisme quatre fois par jour.

Vers le 10° jour, le blessé se mit à uriner iuconsciemment; il ne sentait pas le besoin d'uriner.

Ce n'est qu'à partir du mois d'octobre que le malade perçut le besoin d'uriner, et il pisse dans son urinoir depuis cette époque. Pas de cystite, pas d'anesthésie de l'urèthre ni de la vessie. La sensibilité revient peu à peu. Il peut remuer et soulever légèrement ses membres inférieurs et donner à ses orteils quelques mouvements de flexion et d'extension.

Obs. LI. — Fracture de la colonne vertébrale (12° dorsale). Paraplégie.

(Communiquée par M. Martha, externe des hôpitaux).

Au mois de février 1881, Junel, âgé de 22 ans, mégissier, est précipité par la fenêtre et tombe de la hauteur d'un troisième étage. Paraplégie et anesthésie complète.

Pendant les premiers mois, rétention d'urine nécessitant le cathétérisme. Depuis trois mois sonde à demeure. Anesthésie de l'urèthre et de la vessie, fracture siégeant vers la 12e dorsale.

Troubles trophiques des membres inférieurs. Vaste eschare du sacrum et de la région dorso-lombaire, fistules uréthrales.

Depuis quelques jours le malade est pris de grands frissons répétés; grandes oscillations de température, perte d'appétit, sueurs profuses, tous les signes de l'infection purulente.

Obs. LII. — Fracture de la huitième vertèbre dorsale. Paraplégie. Rétention complète suivie de parésie vésicale.

(Obs. de J. Gay (The Lancet, 1876), in thèse de Carafi (résumée).

Un maçon de 21 ans tombe sur le dos d'une hauteur de 4 mètres, le 30 mai, à 8 heures du matin. On constate qu'il s'est fait une fracture de la colonne vertébrale au niveau de la 8e vertèbre dorsale. La paraplégie est complète, il y a rétention d'urine.

La respiration est très gênée, elle se fait mieux après qu'on a tenté la réduction de la fracture par une extension lente et progressive.

7 juin. Apparition d'eschares; selles rares, inconscientes.

Le 15. Urine ammoniacale, on fait des injections au permanganate de potasse.

Le 20. Sensation de picotement au moment du catéthérisme.

10 juillet. Urines troubles.

Le 21. Urine acide; érections complètes. La sensation revient dans différents endroits; le malade commence à retenir un peu l'urine.

9 août. Retour de quelques mouvements dans les membres inférieurs.

18 novembre. Assez grande mobilité du tronc. Le malade ne conserve aucune influence sur la mobilité des membres inférieurs, un peu plus sur la vessie et le rectum. Il marche avec des béquilles, ou en s'appuyant sur les meubles. L'urine est claire, limpide, légèrement acide.

Obs. LIII. — Fracture de la 7e vertèbre cervicale et de la 1re dorsale.
Réduction. Paraplégie. Rétention d'urine ; amélioration rapide.

(Obs. de Tuson, in thèse de Carafi).

Th. Hichson, 42 ans, entre le 27 octobre 1842 à l'hôpital de Middlesex.

Une heure et demie avant son admission, étant ivre, il était tombé du haut d'un chariot sur le dos. Il fut relevé et transporté à l'hôpital dans une voiture qui le secoua beaucoup. Il avait entendu au moment de la chute un craquement derrière le cou. Lorsqu'il voulut sortir de voiture, il trouva qu'il ne pouvait plus se tenir sur les jambes, et qu'il ne sentait même plus lorsqu'on les lui touchait. En examinant les apophyses épineuses de la 7e cervicale et la 1re dorsale, là où le choc avait porté, on trouva dans ce point quelque irrégularité et du déplacement. Priapisme. Pouls à 50 ; perte du mouvement et de la sensibilité des jambes. M. Tuson fit alors fixer la tête et tirer fortement et graduellement sur les jambes ; immédiatement le mouvement et la sensibilité reparurent comme à l'état naturel. Le malade dit qu'il était guéri ; il leva les deux jambes et les agita en tous sens. Le priapisme cessa. Il fut couché à plat et on le sonda, les urines ne coulant plus spontanément.

Jusqu'au 15 janvier, la motilité et la sensibilité des membres étaient demeurées parfaites ; il avait même recouvré en peu de temps la faculté de rendre volontairement les urines, lorsque ce même jour, il se plaignit de douleurs à la partie postérieure du cou et d'engourdissement le long des bras jusqu'au petit doigt, On le condamna alors au repos le plus absolu. Cet état dura jusqu'au 24 janvier.

Depuis ce moment, il regagna graduellement de la force. Sauf de légères variations, le sentiment et la motilité se rétablirent dans les membres supérieurs. Il quitta l'hôpital le 13 février, assez bien portant, quoique faible encore. Il revint ensuite à la consultation pendant un mois. Au bout de ce temps, la guérison était complète.

Obs. LIV. — Fracture de la 11e vertèbre dorsale. Paraplégie. Rétention
d'urine. Extension. Guérison rapide.

(Obs. du Dr Wollaston (The Lancet, 1869), in thèse de Carafi (résumée).

Un homme de 36 ans, tombe étant ivre, d'une hauteur de 4 mètres, le 18 novembre 1868. On constate une fracture de la 11e vertèbre dorsale ayant occasionné une paraplégie, avec hyperesthésie cutanée aux deux membres inférieurs.

La fracture fut réduite par l'extension au moyen de poulies ; la résolution musculaire étant obtenue par le chloroforme. Rétention d'urine.

19 novembre. Même état, pouls 28 à la minute. Cathétérisme, injections de morphine.

Le 21. Toujours 3 cathétérismes par vingt-quatre heures ; urine un peu trouble et ammoniacale, vomissements.

Le 23. L'hyperesthésie diminue ; léger engourdissement des jambes. Plusieurs selles ; l'urine est légèrement alcaline.

4 décembre. Pour la première fois le malade urine tout seul. Il s'assoit dans son lit. La constipation persiste ; on continue les purgatifs.

Le 23. Il se lève et marche avec un soutien dont il arrive à se passer peu à peu. Conserve un peu de raideur dans le dos.

1er janvier 1869. Le malade sort de l'hôpital complètement guéri.

Obs. LV. — Fracture des vertèbres lombaires ; paraplégie (extension et contre-extension). Rétention d'urine suivie d'incontinence.

(Obs. VIII de la thèse de Carafi (Dr Grace. Brit. Med. Journ., 1872), résumée).

W. Spicer, âgé de 22 ans, mineur, reçoit sur le dos un bloc de fer d'environ 1,000 livres. Les quatre premières vertèbres lombaires paraissent atteintes. L'état général devient immédiatement très inquiétant, et il se produit une paraplégie complète de la motilité et de la sensibilité. On essaie immédiatement de faire l'extension, on réduit en partie la fracture ; la respiration et le pouls deviennent plus satisfaisants.

La rétention est complète et nécessite le cathétérisme.

Au bout de dix jours, le malade ayant été déplacé, on refait de nouveau l'extension.

Un mois après, la sensibilité revient un peu au côté gauche, et bientôt après au membre inférieur droit.

On dut sonder le malade tous les jours, pendant deux mois, ensuite l'urine « s'écoule involontairement. »

Au troisième mois, il peut s'asseoir et se tenir debout. Il avait eu une petite eschare sacrée.

Au bout de deux ans, il peut reprendre son métier de mineur.

Cinq ans après, certaines parties restent encore insensibles : plante des pieds, mollets, perinée, région anale, scrotum, pénis. Il y a de l'incontinence pour les matières fécales liquides ; il les retient lorsqu'elles sont solides. « L'incontinence d'urine est dans le même état. »

Il a repris ses devoirs conjugaux et a eu deux enfants depuis son accident.

Obs. LVI. — Fracture de la première vertèbre lombaire. Rétention d'urine, d'abord complète, puis incomplète. Mort par pyélo-néphrite.

Obs. du D<sup>r</sup> Barlow (Med. chirurg. Transactions. London, 1832), in thèse de Carafi (obs. résumée).

Homme de 28 ans, chute du haut d'un arbre ; fracture au niveau de la première lombaire : paraplégie motrice et sensitive.

Rétention d'urine nécessitant le cathétérisme. Constipation. On pratique l'extension graduelle, sans grande amélioration.

Au bout de huit mois, même état de la paraplégie ; l'émission des urines s'était un peu améliorée.

Au bout de douze mois, il commençait à pouvoir s'asseoir dans un fauteuil, lorsqu'il fut pris de symptômes de cystite avec pyélonéphrite, et il ne tarda pas à succomber, après avoir eu de la fièvre, des frissons, des vomissements. Il s'était fait dans les derniers temps une eschare au sacrum.

On trouve à l'autopsie une fracture de la première lombaire, une compression avec ramollissement de la moelle à ce niveau.

Les bassinets étaient dilatés et remplis de pus mélangé d'urine.

Obs. LVII. — Fracture au niveau des 11<sup>e</sup> et 12<sup>e</sup> vertèbres dorsales ; paraplégie promptement guérie à la suite de tentatives de réduction. Rétention d'urine.

(Obs. X de la thèse de Carafi, résumée).

Une jeune femme de 21 ans, tombe le 20 avril 1884, d'une hauteur de trois étages, elle se fait une fracture du radius, fracture par écrasement des deux calcanéums, enfin fracture au niveau des 11<sup>e</sup> et 12<sup>e</sup> vertèbres dorsales.

La paraplégie est presque complète, mais la sensibilité n'est qu'affaiblie. Rétention d'urine.

On procède à la réduction, puis la malade est placée dans une gouttière de Bonnet.

La rétention d'urine persiste jusqu'au 5 mai ; le jour où elle commence à uriner seule, elle peut aussi faire exécuter quelques mouvements aux muscles de la cuisse droite.

20 mai. Les mouvements sont presque entièrement revenus à la jambe droite.

15 juin. Les mouvements sont entièrement revenus dans les deux membres inférieurs.

Le 20. La malade commence à marcher.

Elle quitte l'hôpital le 2 août.

Obs. LVIII. — Fracture de la 9e vertèbre dorsale. Paraplégie.
Rétention d'urine. Mort (in. th. de Carafi.)

Un maçon de 25 ans, tombe sur la tête, d'une hauteur de 10 à 12 mètres. On observe, au moment de son entrée, une paraplégie complète, sensitive et motrice. Rétention d'urine. Il a en outre des érections et de la contracture du bras gauche. Délire.

Déformation considérable, au niveau de la 10e dorsale. Réduction immédiate sans chloroforme, dont le seul résultat fut la cessation des érections. Le malade tomba dans le coma et succomba au huitième jour de sa fracture.

A l'autopsie, foyer d'hémorrhagie dans l'hémisphère droit.

La fracture du rachis porte sur la 9e vertèbre dorsale, dont le corps est divisé en deux fragments. Le tassement du corps de la vertèbre a été sans influence sur le calibre du canal vertébral. Pas d'hémorrhagie dans le canal vertébral.

Obs. LIX. — Fracture de la 11e dorsale, traitée par la méthode de Cras ; amélioration très considérable. Rétention. Anesthésie passagère de la vessie et de l'urèthre. Uréthro-cystite. Guérison des troubles urinaires. Par M. Elouet (in thèse de Carafi).

Auffret (J.-M.), 35 ans, maçon, entré à l'hôpital de la Marine le 24, service du professeur Cras.

Cet homme a fait dans la journée une chute de la hauteur du deuxième étage sur les fesses. Perte de connaissance au moment de l'accident. A son arrivée à l'hôpital, il a repris ses sens, et l'on constate les symptômes suivants :

Douleur très vive au niveau de la région lombaire, s'exaspérant à la moindre pression ; paraplégie incomplète, mouvements de reptation produits par les muscles de la cuisse lorsqu'on lui dit de soulever les membres.

Les muscles de la jambe sont inertes ; pas de mouvements volontaires, de flexion et d'extension des orteils ; la sensibilité est obtuse à la paroi abdominale, aux fesses et à la partie supérieure de la cuisse ; est nulle à la jambe et au pied. La muqueuse anale est insensible ainsi que la muqueuse uréthrale.

L'exploration de la colonne vertébrale est très douloureuse vers la 11e dorsale, et, à ce niveau, on constate une saillie angulaire masquée en partie par un épanchement sanguin. La fesse droite, vers l'ischion, est distendue par une bosse sanguine. Le périnée est violacé et pré-

sente une plaie peu profonde qui laisse suinter un peu de sang. Pouls :
92. T. : 37°4.

On porte le diagnostic : fracture de la colonne vertébrale et probablement de la 11° dorsale. Le malade est couché sur un cadre percé
avec un coussin sous la région lombaire.

Le 25. Nuit assez bonne ; respiration un peu gênée ; quelques vomissements ; pas d'émission d'urine. L'insensibilité est la même. On introduit une sonde en caoutchouc n° 16. Le passage de la sonde n'est pas
senti. Rend de 4 à 500 grammes d'urine ne renfermant pas d'albumine
ni de sucre. Pas de selles. Prescription : Régime à volonté, eau vineuse, demi-lavement.

Le 26. Aucune modification. Catéthérisme. Demi-lavement purgatif
donnant lieu à une selle involontaire quelques heures plus tard ; pas de
fièvre. Même prescription.

Le 27. On place le blessé sur un amas de coussins disposés en forme
de double plan incliné dont l'arête répond au siège présumé de la
fracture. Le tronc est ainsi placé en déflexion forcée, les fesses touchant à peine le plan du lit.

Le 28. La position a été conservée depuis la veille sans trop de
peine. La zone de sensibilité est incontestablement plus étendue ; le
malade éprouve le besoin d'uriner, bien qu'il ne puisse accomplir cet
acte spontanément. Le passage de la sonde est nettement perçu. Pour
maintenir le tronc dans la déflexion, qui paraît diminuer la compression, on a recours à l'appareil à suspension. On glisse sous la région
lombo-dorsale, une plaque capitonnée, à l'aide de laquelle on maintient la déflexion, telle qu'elle est produite par l'appareil provisoire.
On place sous les épaules, sous les fesses et les membres inférieurs les
autres pièces de l'appareil, et on soulève le blessé en déflexion lombo-
dorsale. Sous le siège de la fracture, un fort coussin de balle est maintenu par un bandage de corps, et on enroule autour du membre inférieur, du bassin et du tronc jusqu'au mamelon, des bandes d'ouate
maintenues par un bandage spécial ordinaire. Avant de placer tout cet
appareil de bandes silicatées, une plaque épasse de gutta percha est
appliquée à la région lombaire ; quatre-vingt-dix mètres de bande
silicatée sont employés.

Le blessé est maintenu suspendu pendant deux heures ; puis on le
laisse reposer sur le cadre P. 88 ; T. 37° 2.

Le 29. La sensibilité fait des progrès manifestes. Cathétérisme matin
et soir. Légère uréthrite ; pas de selles.

Le 30. Régime à volonté. Eau vineuse ; demi-lavement.

La sensibilité paraît être complètement revenue dans les membres
inférieurs. Aucune modification notable ne se manifeste jusqu'au

13 octobre. Les urines sont un peu troubles, muco-purulentes (uréthro-cystite). La température oscille de 36° 3 à 37° 6. On pratique le cathétérisme deux fois par jour et tous les deux jours on donne un lavement. La constipation est opiniâtre.

15 octobre. — Accès de fièvre attribuée à une congestion rénale ; une selle. Pouls à 180. T. 40°. Sulfate de quinine 0,60.

Le 15. La nuit a été fort agitée ; il y a eu du délire. On ouvre le bandage en enlevant une valve antérieure sur le tronc et en débarrassant les membres. Il ne reste plus du bandage qu'une cuirasse appliquée sur la région dorsale sous laquelle est placé un coussin. Depuis quelques jours, un matelas d'eau a été placé sous le cadre. P. 108. T. 38.

Le 17. Le blessé accuse une assez vive douleur à la région lombaire gauche. La quantité des urines est à peu près normale, 1 200 gr. Dépôt muco-purulent au fond du vase. Ni albumine, ni sucre. Amaigrissement marqué des membres inférieurs. OEdème des malléoles. La sensibilité est complètement revenue. La motricité est toujours diminuée dans les membres inférieurs ; elle est abolie aux orteils droits et gauches. Le pied gauche est dans l'extension. P. 96. T. 38°6. Sulfate de quinine, 0,50.

Le 18. Pas de fièvre. Pouls 80. T. 36°. Pas de selles depuis trois jours. Prescription : demi-lavement purgatif.

Du 18 octobre au 3 novembre, même état : pas de fièvre, sommeil bas, peu d'appétit. On sonde deux fois par jour. Urine, 1200 gr. contenant encore du musco-pus. Ni albumine ni sucre. Constipation. Lavement purgatif tous les trois jours.

Le 3. Aujourd'hui, pour la première fois, on constate des mouvements de flexion et d'extension des orteils à droite.

Le 5. Le malade commence à uriner spontanément.

Le 9. Le blessé a uriné spontanément un verre d'urine trouble et rouge. A gauche le mouvement des orteils commence aussi à être apparent.

Le 7. Le malade a encore uriné seul, mais peu.

Le 8. Le malade continue à uriner seul. La sonde, à la visite du matin, ne ramène que 200 grammes.

Le 12. 1200 grammes d'urine dans les vingt-quatre heures. On remplace les coussins placés sous le malade. On le débarrasse de la cuirasse silicatée. Une petite eschare siège au niveau de la fracture.

Du 13 au 20. Même état. 1200 grammes d'urine en moyenne. Constipation.

Le 20. Nombreuses selles involontaires dans la nuit.

Du 20 novembre au 2 décembre. La quantité d'urine varie entre 900 et 200 grammes. La température prise chaque jour oscille entre

38° 8 et 37° 4. Selles involontaires. Une nouvelle eschare paraît à la région sacrée. Par suite d'un malentendu, l'infirmier a enlevé le matelas d'eau et placé le blessé dans une position telle que tout le poids du corps portait sur le sacrum.

Le 3. Urine, 1650 grammes. T. 36° 8. P. 76. L'eschare du dos est stationnaire ; celle du sacrum a augmenté d'étendue. Les urines sont beaucoup plus claires. On ajoute au régime deux litres de lait.

Le 7. Trois selles involontaires. Urine, 1200 grammes. Mouvements de la jambe gauche plus étendus.

Le 9. Jour où je vois le blessé pour la dernière fois, la sensibilité est très marquée dans les membres inférieurs. Le malade peut soulever le membre gauche à une hauteur de quinze centimètres environ. Le membre droit est plus lourd. Cependant il peut aussi le mouvoir, mais non l'élever. Le malade a beaucoup maigri. Les douleurs lombaires ont disparu ; plus de douleur au niveau de la fracture. On peut tourner complètement le blessé sur le côté gauche sans lui faire éprouver de douleurs. Les eschares suppurent beaucoup. Les urines sont émises naturellement et en quantité normale. Elles ne contiennent qu'une faible quantité de muco-pus. Quand le malade va à la selle, il rend d'abord une certaine quantité de mucosités et de gaz, puis de matières fécales consistantes. Pas de fièvre. Appétit bon.

Obs. LX. — Mal de Pott. Paraplégie.

X... Hôpital Laënnec. Service du Professeur Ball, salle Broca, 27.

Mal de Pott : début il y a treize ans. A ce moment apparition d'une tumeur à la partie supérieure de la région dorsale ; bientôt après, nouvelle tumeur à la partie inférieure de la même région (onzième vertèbre dorsale): la première a disparu au bout de quelques mois.

Douleurs fulgurantes dans les membres inférieurs ; douleurs en ceinture ; affaiblissement progressif des membres abdominaux.

Il y a douze ans, la paraplégie motrice était complète, sans qu'il y ait eu d'anesthésie bien marquée.

Il survient une eschare au sacrum qui met quatre à cinq mois à guérir. En même temps, on notait les troubles de la miction suivants :

Pendant huit à dix jours, miction très fréquente (4 à 5 fois par heure) sans douleur aucune. A peine sentait-elle le besoin d'uriner, que le liquide coulait sans qu'el pût le retenir, sans avoir le temps d'attendre le bassin. Si, à pareil moment, on venait à la sonder, on ne retirait qu'une quantité insignifiante d'urine.

A cette période d'incontinence, succédait une période de rétention d'urine, qui durait quatre à cinq jours. Pendant ce laps de temps, la malade n'évacuait son urine qu'au moyen de la sonde; elle avait la sensation du besoin sans pouvoir le satisfaire. En même temps, incontinence des matières fécales.

Ces alternatives ont duré deux ans.

Après une amélioration de quinze mais, survient une pleurésie et une nouvelle aggravation dans l'état de la paraplégie, mais sans troubles de la miction. Cependant, la malade ne peut pas résister longtemps au besoin d'uriner, qui ne se fait sentir que deux ou trois fois dans les vingt-quatre heures. Constipation opiniâtre : on obtient une selle tous les huit ou dix jours à l'aide de lavements. C'est dans ces conditions que se trouve actuellement la malade.

La tumeur vertébrale inférieure (siégeant au niveau de la onzième dorsale) a depuis trois mois disparu. L'exploration de cette région démontre une simple tuméfaction diffuse peu marquée à ce niveau, et de la douleur à la pression, dans l'espace compris entre le huitième vertèbre dorsale et la cinquième lombaire. Au niveau du coccyx, on trouve les traces d'un abcès ouvert il y a un an, et qui jette encore aujourd'hui, Plus rien, depuis longtemps, au niveau de la nuque.

Actuellement, la malade peut remuer un peu les jambes, mais la marche est impossible, et il existe des contractures en équinisme. Encore des douleurs en ceinture; pas d'anesthésie; exagération des réflexes plantaires.

Traitement: galvanisation; pointes de feu le long de la colonne vertébrale; piqures de morphine.

Obs. LXI. — Paraplégie d'origine spécifique.

Raymond François, 40 ans. Hôpital Laënnec. Service de M. le Professeur Ball. Salle Larochefoucault, n° 11.

Syphilis contractée en 1870. En 1881, il entre à Saint-Louis pour une éruption spécifique, dans le service du D$^r$ Laillier. Il est soumis à un traitement d'iodure de potassium. Survient une paraplégie subite, avec miction par regorgement qui cesse dès qu'on sonde le malade régulièrement. En même temps incontinence des matières fécales.

Au bout de trois mois. la miction est devenue normale, mais l'incontinence des matières persiste

Il a retrouvé l'usage de ses jambes en 1883. Il continue d'ailleurs à prendre le traitement spécifique (KI de 2 à 6 g.).

Actuellement, il marche assez bien ; cependant il est peu solide sur ses jambes, il les pose comme un ataxique et les soulève brusquement en marchant. Il accuse une diminution de la puissance musculaire dans les membres inférieur et supérieur gauches. Jamais d'anesthésie cutanée. Il urine actuellement très bien.

OBS. LXII. — Myélite, d'origine probablement sypbilitique.

X... Hôpital Laënnec. Service du Professeur Ball. Salle Broca, n° 26.
Maux de gorge, il y a un an ; furoncles, à la même époque ; cicatrices blanches sur la jambe.

Début, il y a quatre mois, par de très vives douleurs dans les deux membres inférieurs, ayant duré deux jours, et suivies de faiblesse et d'impotence fonctionnelle graduellement croissante ; marche impossible depuis trois mois.

Depuis son entrée à l'hôpital, elle fait tout sous elle ; mais elle prétend que cela tient à la difficulté de la mettre sur le bassin, qu'elle sent le besoin de miction et de défécation, et qu'elle peut se retenir un certain temps.

Miction toutes les deux ou trois heures, plus fréquemment quand elle se sent mouillée ; mais jamais inconsciemment.

La sensibilité paraît un peu affaiblie, et il y a retard dans les perceptions. Traitement actuel : 6 grammes d'iodure de potassium et pilules de Sédillot.

OBS. LXIII. — Paraplégie. Miction normale.

Dev..., Jean. — Hôpital Laënnec, n° 14, service de M. Ferrand.
Est arrivé récemment du service de M. Huchard, à Tenon.
Il dit avoir eu une fièvre typhoïde soignée chez lui, en octobre 1882.
Pendant sa maladie, il aurait été pris de paralysie des membres inférieurs. Il entre à l'hôpital Tenon le 19 décembre 1882. Il dit avoir eu au début de la contracture du membre inférieur gauche.

Le 27 octobre 1883, il présente une paraplégie motrice à peu près complète. Pas d'anesthésie. Il a encore les cicatrices d'eschares au siège et aux mollets.

La miction et les selles se font d'une manière absolument normale.

OBS. LXIV. — Paraplégie. Miction involontaire.

Fulg..., Michel, 30 ans. — Hôpital Laënnec, service du professeur Ball, salle Béhier, n° 8.
Chancre infectant il y a trois ans et demi.
En juillet 1882, à la suite d'un refroidissement, il survient un affai-

blissement progressif, mais rapide des membres inférieurs, avec des
élancements et des douleurs en ceinture.

A son entrée à Laënnec (13 novembre 1882) il présente une paraplégie motrice presque complète, avec incontinence de l'urine et des
fèces. Tendance aux spasmes et à la trépidation musculaire dans les
membres paralysés, sous l'influence des excitations. Simple affaiblissement de la sensibilité.

Le 27 octobre 1883. La paraplégie du mouvement est encore presque
complète, la trépidation facile ; pas d'anesthésie. Il souffre un peu de
la région sacrée, mais n'a pas d'eschare. Aucune déviation de la
colonne vertébrale.

Il peut garder l'urine pendant un temps qui varie de un quart-
d'heure à une demi-heure ; il peut résister quelques minutes au besoin,
ce qui lui donne généralement le temps de prendre son urinal. Il lui
arrive quelquefois, cependant, de ne pas en avoir le temps et d'uriner
dans son lit ; c'est ce qui lui arrive assez souvent la nuit.

Parfois il ne peut uriner, malgré qu'il sente le besoin, et en dépit
des plus grands efforts, et un instant après l'urine coule involontairement. Il en est quelquefois de même pour les matières.

Obs. LXV. — Paraplégie. Miction presque involontaire. (Impérieuse.)

Maug.. , Toussaint, 60 ans. — Hôpital Laënnec, service du professeur Ball, salle Béhier, n° 25.

Syphilis antérieure.

Il présente actuellement (28 octobre 1883) une paraplégie motrice
avec légère tendance à la trépidation ; pas de déformation de la
colonne vertébrale ; pas de trouble de la sensibilité. Athérome artériel, arc sénile de la cornée très accentué. Constipation.

Diagnostic : Myélite chronique diffuse avec prédominance sur les
cordons antéro-latéraux.

Il urine fréquemment, peu à la fois, sent bien le besoin d'uriner,
mais ne peut se retenir et doit satisfaire immédiatement son besoin,
sous peine de laisser échapper l'urine.

L'urine est pâle et un peu trouble.

Obs. LXVI — Paraplégie. Myélite syphilitique. Incontinence, rétention
puis de nouveau incontinence, enfin mictions impérieuses.

Leroux, Adolphe, 41 ans. — Hôpital Beaujon, service du Dr Letulle,
salle Beaujon, n° 1 bis.

A l'âge de 20 ans, il a eu un chancre qui a été suivi d'éruption
cutanée et de plaques muqueuses aux lèvres. Pendant soixante-quinze

jours il a pris de la liqueur de Van Swieten, à Buénos-Ayres. Il paraît avoir eu à 30 ans un hygroma suppuré du coude.

Pendant son séjour en Amérique, il a fait des excès alcooliques répétés.

Depuis longtemps, il a des maux de tête violents survenant le soir.

En 1879, alors qu'il n'avait pas fait d'excès récents, survient une attaque ; il tombe tout à coup sur le trottoir, frappé de paraplégie, sans perdre connaissance. Il reconnaît avoir éprouvé depuis deux ou trois mois un peu de faiblesse dans les jambes.

Dès le premier jour, il a de l'incontinence d'urine et des matières fécales. Douleurs en ceinture.

Il entre à Beaujon, le jour même de l'attaque.

Pendant neuf mois, il prend l'iodure de potassium à la dose de 0 gr. 50 à 10 grammes (cette dernière dose pendant quatre mois). Bains sulfureux.

Il n'a pas eu d'eschare au sacrum.

Au bout de quatre mois, il commence à retenir ses urines ; mais bientôt la rétention fait suite à l'incontinence. On le sonde ; huit jours après survient une violente cystite (lavages phéniqués, capsules de Santal). Au bout de quinze jours, il peut uriner seul, mais doit satisfaire son envie immédiatement, sous peine d'uriner dans son lit ou son pantalon. Il ne sent pas le passage de l'urine.

Il est sorti en juin 1880, traînant encore la jambe droite : l'incontinence avait reparu et le malade portait un urinal. Sondé à plusieurs reprises, il dit qu'on a toujours trouvé la vessie vide.

En novembre 1880 il est pris d'étourdissements, de brouillard devant les yeux ; il tombe parfois par terre sans perdre connaissance. Un jour, il ne peut pas se relever, la jambe droite lui refusant tout service. Il rentre à Beaujon. L'incontinence persistait comme lors de sa sortie en juin de la même année. Il est soumis de nouveau au traitement ioduré (de 1 à 18 gr.) et on lui applique des pointes de feu le long de la colonne vertébrale.

Il sort de l'hôpital en février 1882. Il marchait en traînant la jambe droite. Il pouvait rester près d'une heure sans uriner, mais au bout de ce temps il lui fallait satisfaire immédiatement son besoin.

Son état reste stationnaire pendant près d'un an ; cependant la jambe droite devient de plus en plus lourde, et l'incontinence avait presque entièrement reparu.

Il rentre à la salle Beaujon le 15 février 1883.

De nouveau, iodure de potassium (de 4 à 9 gr.); pointes de feu électrisation de la vessie.

État actuel. 18 avril :

Traîne la jambe droite, un peu plus depuis quinze jours ; marche encore moins bien quand il est nu-pieds. Il perd les ongles des gros orteils périodiquement. Altération des autres ongles des pieds.

Réflexes rotuliens exagérés à droite ; réflexes plantaires diminués. Sensibilité normale, égale des deux côtés.

Il peut conserver l'urine une heure en moyenne, le jour comme la nuit. Il mouille quelquefois son lit faute de se réveiller à temps.

Il dit avoir parfois des pertes séminales, sans érection, ni sensation voluptueuse. Il a perdu tout désir vénérien depuis le mois d'octobre 1879. Il n'a que des érections incomplètes et peu durables.

Il sent quelquefois de légers picotements dans le canal de l'urèthre.

Obs. LXVII. — Myélite transverse avec sclérose descendante.<br>(Communiquée par M. Achard, interne du service.)

Serkis... (Pierre), 35 ans, hospice de Bicêtre, service du Dr Debove, salle Bichat, 20.

Père mort à 40 ans, mère bien portante. Ne semble pas avoir eu la syphilis. Il raconte avoir eu sur la verge un bouton ayant guéri en quinze jours, sans traitement. Pendant l'année 1875, maux de tête fréquents. En 1876, étant à l'atelier, il éprouve un vertige accompagné de raideur dans les jambes, qui ne persiste que dans la jambe gauche, qu'il traîne en marchant. La jambe droite est de nouveau prise pendant l'hiver de la même année, de sorte que, en 1877, ayant beaucoup de peine à marcher, il entre à Lariboisière, dans le service du Dr Guyot, où il est traité par le sirop de Gibert, l'iodure de potassium et les pointes de feu, sans bénéficier le moins du monde du traitement. Au bout d'un mois de séjour à l'hôpital, il fait une chute, à la suite de laquelle il perdit entièrement la faculté de marcher. Après une amélioration passagère (au printemps 1878) surviennent, à l'occasion des mouvements, des crises de trépidation et de contractures.

En février 1879, il est admis à Bicêtre.

A plusieurs reprises différentes, douleurs lombaires s'irradiant dans les jambes.

*État actuel* (8 janvier 1881). — Le malade est confiné au lit ; ses jambes sont raides ; mais il peut cependant les fléchir avec un peu d'effort et soulever un peu la jambe droite au-dessus du lit. Si on essaie de les plier, elles sont prises de contracture et résistent aux mouvements qu'on veut leur imprimer.

Accès spontanés de trépidation ; phénomènes du pied et du tendon très exagérés.

Sensibilité conservée.

*Troubles urinaires.* — Début en 1877. D'abord incontinence : il sentait le besoin, mais n'avait pas le temps de se mettre en position et de prendre l'urinoir. Urines transparentes ; pas de douleurs de la vessie

En 1879, la miction devient de plus en plus difficile ; on est obligé de le sonder (sonde n° 17).

Depuis cette époque, il s'est toujours sondé trois ou quatre fois par jour ; il sent le besoin, mais ne peut le satisfaire ; quelquefois cependant, il arrive, quand il a fort envie, à expulser quelques gouttes avec de grands efforts. L'urine est transparente quoique contenant un peu de mucus en flocons.

Obs. LXVIII. — Syphilis ; paraplégie. Rétention d'urine ; puis parésie de la vessie et du sphincter. Cystite.

Chevalier (Albert), 26 ans, hôpital Necker, salle des maladies des voies urinaires, service de M. le professeur Guyon.

Pas d'antécédents héréditaires. Syphilis, il y a un an (chancre et plaques muqueuses).

Il y a cinq mois, dans la nuit du 23 au 24 juillet, il commet des excès vénériens (5 coïts en quelques heures). La miction se fait sans difficulté le 24 au matin, mais le 24 au soir, elle est devenue impossible.

Le 25, au matin, fourmillements, engourdissements dans les jambes; la marche est difficile, la sensation du sol obtuse ; la miction impossible; avec conservation toutefois du besoin d'uriner.

Le 26, il marche encore un peu, mais il est obligé de se coucher ; il se lève et se traîne à quelques centaines de mètres de chez lui, dans une maison où il est obligé de rester; rapporté chez lui, il éprouve des douleurs dans les jambes et des maux de reins peu violents.

Le 27, dans la matinée, un médecin le sonde avec une sonde e caoutchouc rouge n° 18 ; à ce moment, il était incapable de remuer le jambes dans son lit ; anesthésie au froid, au toucher et à la piqûre.

Jusqu'au 3 août, il reste chez lui dans le même état : on le sonde deux fois par jour. Le 3 août, il entre à la Charité.

Vers le 20 août, survient une eschare au sacrum (5 centimètres de diamètre). Constipation. Il est mis au traitement spécifique : frictions mercurielles et 4 gr. KI.

A la fin de septembre, l'eschare est guérie : la motilité revient peu à peu.

Au commencement de novembre, il commence à faire quelques pas et la sensibilité revient progressivement. Parfois il urine seul, parfois aussi il a de l'incontinence.

Etat actuel : encore une grande faiblesse dans les membres inférieurs, surtout dans le gauche. La sensibilité est assez nette. Envies

d'uriner toutes les dix minutes ; douleur pendant et après la miction ;
depuis six semaines, l'urine dépose beaucoup de pus.

Obs. LXIX. — Paraplégie. Mictions inconscientes pendant le sommeil.

Rivot, 35 ans, hospice Bicêtre, service de M. Debove, salle Denis
Papin, 10.

Atteint depuis 1874 d'une myélite chronique ayant déterminé une
paraplégie, qui est survenue progressivement.

Le malade dit n'avoir jamais eu la syphilis.

En même temps que la force diminuait dans les membres inférieurs,
il survenait des crampes dans les jambes, puis de la douleur à la pression le long de la colonne vertébrale.

Il a actuellement la trépidation spinale très prononcée.

Pas d'anesthésie.

Il ne peut retenir longtemps le besoin d'uriner pendant le jour; il
vide d'ailleurs sa vessie incomplètement; en 1876, il a été sondé avec
une sonde n° 14, qui a trouvé après la miction, un demi-verre d'u-
rine non évacuée.

La nuit, pendant son sommeil, il perd son urine, et il prend la précaution de mettre, avant de s'endormir, son urinal entre les cuisses.

L'urine est chargée, mais il n'y a pas de douleurs de cystite.

Il ne peut pas retenir les matières fécales lorsqu'elles sont liquides.

Obs. LXX. — Paraplégie. Incontinence vraie? Amélioration.

Jubl... (Ch.), 35 ans, hospice Bicêtre, service de M. Debove, salle
Bichat, 2.

Il a beaucoup souffert en 1870, pendant sa captivité en Prusse.

En 1872, il lui survient une paraplégie qui devient complète en l'espace de dix jours. Pendant vingt-six mois, il ne pouvait pas faire un
mouvement avec ses membres inférieurs.

Il y a eu, au début de sa maladie, de l'incontinence qui paraît avoir
été absolue : il dit que l'urine suintait goutte à goutte, et qu'il était
forcé d'envelopper la verge avec une compresse ; il ne lui semblait
pas que sa vessie fût pleine, et n'avait pas de pesanteur ni de tension
à l'hypogastre. (Cependant on ne l'a jamais sondé.)

A la suite de cautérisations le long de la colonne vertébrale, l'incontinence cesse ; il commence à avoir des besoins fréquents, et ne
retient son urine qu'à grand peine pendant les quelques instants nécessaires pour prendre son urinal ; aussi il urine souvent dans son lit,
surtout la nuit.

Peu à peu, il retient de mieux en mieux son urine.

Actuellement, il ne peut se retenir très longtemps, mais il sent le besoin, et a le temps de prendre son urinal ; il n'urine plus jamais dans son lit, même en dormant, car le besoin le réveille. Il sent bien passer l'urine.

Il ne peut retenir ses matières lorsqu'elles sont liquides, ce qui est rare.

Au point de vue de sa myélite : il éprouve parfois une douleur entre les deux épaules et de la constriction en ceinture.

La motilité est en partie revenue aux membres inférieurs, plus à gauche qu'à droite ; il peut marcher avec des béquilles.

Il a eu de l'anesthésie des membres inférieurs, elle a aujourd'hui presque complètement disparu. Il y a des soubresauts dans les jambes, exagération des réflexes et un peu de trémulation spinale.

Obs. LXXI. — Paraplégie. Incontinence.

Vic..., 57 ans. Hospice Bicêtre. Service de M. Debove ; salle Bichat, n° 28. A l'âge de 22 ans, chancre induré ; traitement spécifique institué par Ricord. Bronchite et emphysème depuis 1875.

En janvier 1883, névralgie intercostale droite qui dure plusieurs mois ; sensation de fatigue générale.

31 mars. Il sent ses jambes faibles, et doit prendre une voiture pour aller à son bureau.

1er avril. Il ne peut se lever : ses jambes étaient paralysées, et un peu enflées, il avait une forte oppression.

Il se fit soigner quinze jours chez lui, puis entre à la maison de santé, où il prend de la digitale, et de l'iodure de potassium. L'œdème des jambes disparut, et il revient quelques mouvements dans les membres inférieurs, à la fin de mai.

Il entre alors à Lariboisière où on lui fit de la révulsion le long de la colonne vertébrale (service de M. Jaccoud.)

Il avait toujours quelques douleurs intercostales, et par moments des soubresauts dans ses membres inférieurs qui commencent à se contracturer dans la flexion.

Il entre à Bicêtre le 12 octobre 1883.

A ce moment, il est pâle, amaigri, cachectique.

Pas d'atrophie musculaire, ni de déformations articulaires.

Pas de déformation de la colonne vertébrale ; pas d'eschare.

Membres inférieurs en flexion permanente, ils ne peuvent exécuter aucun mouvement sans le secours de ses mains.

On peut les mettre dans l'extension, mais en usant de violence, et cette extention provoque de vives douleurs dans les reins et dans le thorax. La contracture varie d'intensité suivant les moments.

Il survient des secousses convulsives dans les membres inférieurs, accompagnées de douleurs lombaires ; ces secousses sont spontanées, ou provoquées par une excitation.

Pas de trépidation épileptoïde.

Sensibilité diminuée aux membres inférieurs, sauf à la partie interne et supérieure des cuisses  Pas de retard des perceptions.

L'état de la sensibilité varie d'un jour à l'autre ; elle est parfois presque normale ; elle est surtout diminuée quand les jambes sont le plus contracturées.

Pas de douleurs dans les membres inférieurs.

Pas de troubles moteurs ou sensitifs dans les membres supérieurs.

Pas d'incontinence d'urine ni des matières fécales.

Pas de douleurs rachidiennes ; pas de céphalalgie, ni de troubles oculaires.

Du côté de la poitrine : bronchite, emphysème ; pas de souffle au cœur.

6 novembre 1883. Quelques jours après son entrée, incontinence d'urine qui persiste actuellement depuis trois semaines.

Auparavant, il sentait le besoin, mais n'avait pas toujours le temps de prendre son urinal, d'autant plus qu'il est fort gêné par la contracture des cuisses.

Depuis qu'il a de l'incontinence, l'urine s'écoule presque constamment, mais il y a parfois des temps d'arrêt, à la suite desquels il survient une contracture violente dans ses jambes, et en même temps sa vessie expulse un jet d'urine.

Pendant que je l'examine, l'urine suinte goutte à goutte par le méat ; l'écartement forcé de ses cuisses provoque une crise intense de dyspnée ; la vessie semble vide à la percussion.

Obs. LXXII. — Paraplégie ; parésie vésicale, puis mictions involontaires.

Mae... Antoine, 42 ans. Hôpital Laënnec, service de M. Damaschino, salle Trousseau, n° 22.

Chancre syphilitique en 1879.

Il entre le 10 septembre 1881 à Beaujon dans le service de M. Millard pour une paraplégie qui était survenue progressivement.

En même temps que ses jambes s'étaient affaiblies, la miction était devenue irrégulière : il a commencé d'abord par uriner en deux temps, il croyait avoir terminé, puis s'apercevait qu'il avait encore besoin et évacuait encore une certaine quantité d'urine.

Plus tard, il eut de la miction involontaire : huit à dix fois par jour il sentait le besoin d'uriner et immédiatement l'urine coulait sans qu'il pût l'empêcher.

Il a été sondé une fois à Beaujon, on a trouvé peu d'urine dans sa vessie.

Actuellement (8 novembre 1883), il ne peut encore marcher qu'avec des béquilles, cependant la force qu'il peut mettre pour résister aux mouvements de flexion ou d'extension, qu'on cherche à imprimer malgré lui à ses membres inférieurs, est considérable. Un peu de raideur par contracture dans les membres inférieurs. L'état de la miction s'est un peu amélioré : quand il a la sensation du besoin d'uriner, s'il a son urinoir à portée de sa main il a le temps de le prendre, mais s'il en est éloigné seulement de quelques pas, l'urine s'échappe dans son pantalon.

La nuit, quand il dort, il a quelquefois une miction inconsciente.

Obs. LXXIII. — Paraplégie. Difficulté de la miction volontaire, ressemblant à l'incoordination vésicale des ataxiques; possibilité d'un début d'ataxie locomotrice.

Bar... Ch..., 38 ans. Hôpital Laënnec, service de M. Damaschino, salle Trousseau, n° 7.

A eu un chancre à l'âge de 27 ans.

Sa paraplégie a débuté il y a deux ans par des douleurs vives à la région lombaire, suivies d'un affaiblissement progressif dans les membres inférieurs.

Presque en même temps, la miction devient difficile, nécessitant de grands efforts.

Quand la paraplégie est devenue complète, il a eu de la miction involontaire : il sentait le besoin, faisant des efforts sans résultat, puis, à un moment donné, l'urine sortait involontairement.

La nuit, il urinait dans son lit en dormant.

Sa paraplégie a subi une période d'amélioration qui n'a pas duré, et il a bientôt cessé de nouveau de pouvoir marcher. Il a actuellement (8 novembre 1883) une douleur en ceinture persistante, des douleurs fulgurantes dans les membres inférieurs qui sont souvent secoués par des soubresauts ; il a un certain degré d'anesthésie cutanée.

Il urine encore fréquemment et il lui faut toujours faire de grands efforts pour évacuer l'urine. Il lui arrive la nuit de s'éveiller, sentant le besoin, il prend son urinal et, pendant qu'il cherche à faire des efforts il se rendort ; à son réveil il trouve son urinal rempli.

— 164 —

**Obs. LXXIV.** — Paraplégie syphilitique; parésie vésicale et parésie du sphincter; périodes d'amélioration alternant avec des périodes de recrudescence. Miction inconsciente pendant le sommeil.

Meyer, Conrad, 28 ans, boulanger, entre le 23 novembre 1883, salle Saint-Louis, n° 31, service de M. Millard.

Antécédents: Chancre en 1881 (novembre), deux mois après, plaques muqueuses autour des organes génitaux, à l'anus et plus tard à la gorge et à la bouche. Éruption.

En février 1883, il dit avoir eu de nouveaux chancres (?) avec écoulement uréthral, mais sans nouveaux-accidents secondaires.

Il éprouvait souvent du mal de tête et de la faiblesse dans les jambes depuis le mois de mars 1883.

La faiblesse des membres inférieurs augmente progressivement. A ce moment, il avait souvent de la difficulté dans la miction. Parfois il était longtemps sans pouvoir uriner, malgré ses efforts.

Un soir après s'être accroupi, il ne put se relever. On le reconduit chez lui en le portant; il ne pouvait plus marcher. Il reste trois semaines dans cet état d'impotence. Le jour même de la recrudescence de sa paraplégie, il a de l'incontinence: il ne se sentait pas uriner ni le jour ni la nuit et l'urine sortait en petite quantité toutes les cinq minutes. Les selles étaient également involontaires.

Au bout de trois semaines il commence à se tenir un peu sur ses jambes, puis à pouvoir faire quelques pas, en même temps il peut retenir ses urines d'abord une demi-heure, puis une heure, deux heures (hôpital Saint-Louis, KI, 6 gr. et pilule).

Il sort de Saint-Louis le 5 juillet, boitant un peu de la jambe droite. A ce moment, les mictions étaient devenues difficiles comme au début.

Au commencement d'octobre, il sent que ses jambes s'affaiblissent de nouveau, surtout la droite. La miction est toujours difficile.

Il est soumis au traitement spécifique et l'amélioration ne tarde pas à se faire sentir, depuis son entrée à Beaujon.

*État actuel* (4 décembre). — La marche se fait mieux, cependant la force est au-dessous de la normale dans les deux membres inférieurs surtout à droite.

Sensibilité normale, réflexes plantaires presque nuls, réflexes rotuliens exagérés à gauche, à peu près normaux à droite.

Aucune atrophie. Pas de douleurs en ceinture, ni douleurs fulgurantes. Plus de douleurs lombaires depuis l'application des pointes de feu. Il souffre un peu dans les aines.

Il sent bien le besoin de miction (cinq à six fois par jour). Il est obligé encore de pousser pendant plusieurs minutes avant d'obtenir un jet assez mince. Il peut se retenir 1/4 d'heure, plus longtemps l'urine s'échapperait. (Avant son entrée à l'hôpital, il avait depuis six semaines des besoins impérieux, irrésistibles, plus fréquents, qu'il devait satisfaire immédiatement ; pendant son sommeil, il urinait toujours dans son lit.)

Cet état a disparu depuis qu'il est entré à Beaujon et qu'il a été soumis au traitement mixte (KI et frictions mercurielles).

Il a encore perdu des matières dernièrement après une purgation. Il a encore aujourd'hui quelque difficulté à retenir ses gaz, quand il fait un effort.

Le 6 décembre. Salivation mercurielle, suppression des frictions mais continuation de l'iodure de potassium.

Le 11. La marche est plus facile, mais la pointe des pieds traîne à terre des deux côtés. Il dit dormir toute la nuit sans uriner plus de deux fois, il se réveille et peut prendre son urinal. Le jour, il urine plus souvent, mais il sent le besoin et peut maintenant se retenir environ 20 minutes. Parfois même, la sensation de besoin disparaît momentanément pour ne reparaître qu'au bout d'une heure. Parfois, quand le besoin est intense et qu'il y résiste, il s'écoule un petit filet d'urine, puis il peut encore se retenir.

Plus d'incontinence de matières fécales. Il prend 7 grammes d'iodure de potassium.

Le 18. Il est repris de besoins très fréquents d'uriner (plusieurs fois par heure) ; ces besoins sont impérieux et il n'y peut résister que juste le temps nécessaire de prendre son urinal.

Son canal est absolument sain, une sonde n° 16 passe facilement et trouve dans la vessie environ 180 gr. d'urine transparente, claire, inodore.

Aucune douleur à la miction.

Même traitement.

Le 20. Les besoins se renouvellent moins fréquemment.

Obs. LXXV. — Mal de Pott dorsal ; paraplégie. Rétention d'urine, d'abord complète, puis incomplète.

La nommée Midav.., 60 ans, couturière, entre le 3 septembre dans le service de M. Millard, hôpital Beaujon, salle Sainte-Marthe, 2.

Elle se plaint de souffrir depuis sept mois d'une douleur constrictive en ceinture au-dessous des côtes. Elle sentait en même temps ses membres inférieurs s'affaiblir. Il survint des douleurs à forme fulgurante dans les membres inférieurs, surtout du côté gauche.

Depuis deux mois la paralysie est devenue à peu près complète.

La sensibilité n'est que diminuée. Il y a du retard des sensations aux membres inférieurs ; les réflexes plantaires sont exagérés ; la constipation est opiniâtre. La rétention d'urine est absolue depuis quelques jours. Les trois dernières vertèbres dorsales font une forte saillie angulaire.

Il n'y a aucune autre trace de diathèse, soit tuberculeuse, soit même carcinomateuse.

L'urine renferme beaucoup de pus, les besoins sont très vivement sentis, et la malade a quelque peine à attendre l'heure du cathétérisme qu'on fait matin et soir ; lavage de la vessie avec une solution tiède d'acide borique à 3 0/0.

Le 1er octobre, on constate le retour complet de la sensibilité dans es membres inférieurs, qui restent un peu œdématiés ; pas d'eshares.

Elle commence à pouvoir expulser elle-même un peu d'urine.

On applique quatre cautères autour de la tumeur dorsale.

Le 14. La malade continue à pouvoir uriner plusieurs fois par vingt-quatre heures, mais si on vient à la sonder après qu'elle a uriné, on trouve encore environ 300 gr. d'urine dans sa vessie, aussi on reprend le cathétérisme tous les matins, et on refait des lavages boriqués, car il a reparu un peu de pus dans l'urine.

Quand elle urine spontanément, elle éprouve du ténesme vésical et des douleurs fulgurantes dans les membres inférieurs ; elle ressent à peu près la même chose pendant le cathétérisme, et ses cuisses éprouvent des contractions musculaires involontaires qui les rapprochent l'une de l'autre.

Elle a un peu de ténesme rectal ; œdème des membres inférieurs.

Le 6 novembre. Quelques mouvement dans les membres inférieurs. Même état de la vessie.

La malade a remarqué que, quand elle avait eu récemment une selle, elle urine relativement bien, si au contraire elle n'a pas eu de selle depuis plusieurs jours, et elle n'en a qu'avec des lavements, elle ne peut plus uriner du tout, la rétention redevient complète. Le toucher vaginal donne l'explication de ce fait, en montrant que les matières fécales accumulées dans la partie inférieure du rectum, proéminent si fortement dans le vagin, qu'elles compriment l'urèthre contre la symphyse. Le doigt pénètre difficilement entre le rectum distendu et la symphyse pubienne ; la sonde ne passe qu'avec une certaine difficulté.

Obs. LXXVI. — Myélite; paraplégie; rétention d'urine rendue persistante
par une hypertrophie de la prostate (résumée).

J.-B., 58 ans, profession sédentaire.

Depuis plusieurs mois la marche est pénible et pas en rapport avec
la fatigue musculaire. Douleurs vagues dans les membres supérieurs,
à la plante des pieds. Mictions fréquentes, surtout la nuit, mais pas
douloureuses.

Octobre 1882. Douleur vive occupant brusquement la région lombaire ; cessation des douleurs vagues dans les membres. Marche très
pénible. Apyrexie.

Puis, élancements dans les membres inférieurs, mictions fréquentes,
surtout la nuit. L'urine s'écoule à petits jets, sans que le malade s'en
aperçoive. Urines troubles. Constipation.

Novembre. Douleurs lancinantes, très vives, tout le long du nerf
sciatique droit. Hypertrophie prostatique. Le cathétérisme avec une
sonde en caoutchouc permet de retirer une grande quantité d'urine.
il est répété fréquemment jusqu'en janvier.

Janvier. Paralysie complète, hyperesthésie, suppression des réflexes tendineux. Rétention d'urine. Ténesme vésical et rectal.

Février. Eschare au sacrum.

Mars. Mouvements involontaires dans les pieds ; puis mouvements
volontaires suivants : flexion des doigts de pied, du pied. abduction
et adduction. OEdème des jambes, grande maigreur des cuisses.
L'eschare diminue. Mictions plus rares, et moins abondantes.

Avril. Les mouvements s'accentuent : flexion de la jambe, rota-
tion de la cuisse, Guérison de l'eschare. Pas d'émission naturelle d'u-
rine. Constipation.

(Electrisation des membres, de la vessie. Massage.) Au mois de
juillet, le malade peut se tenir debout, appuyé sur une canne. La
dysurie s'amende. Quelques émissions volontaires d'urine.

Mois de novembre. Le malade peut marcher avec l'aide d'un bras
ou d'une canne. La miction est encore gênée par l'hypertrophie de la
prostate.

Obs. LXXVII. — Myélite consécutive à une névrite périphérique ; paraplégie
incomplète ; rétention complète, puis parésie de la vessie et du sphincter.

X..., 40 ans, salle Saint-Vincent, n° 1,

*Antécédents.*— Bonne santé habituelle jusqu'il y a deux ans. A cette
époque, troubles cérébraux (congestion) : céphalalgie pendant deux

ou trois semaines ; guérison complète. Pas de syphilis, ni de rhumatisme ; alcoolisme probable.

Deux mois, avant son entrée (19 mars 1882), il reçoit en travaillant une poutre qui le frappe violemment à la fesse gauche : il est renversé et va rou'er à quelques mètres.

Le lendemain, il reprend son travail, n'éprouvant que quelques douleurs et un peu de faiblesse dans le membre inférieur gauche. Ces symptômes augmentent les jours suivants, mais ce n'est qu'une dizaine de jours après l'accident qu'il quitte complètement son travail pour prendre le lit. A ce moment, il prétend qu'il ressentait dans la jambe droite des élancements douloureux, la parcourant de haut en bas.

Les membres inférieurs se refusaient à le porter (paraplégie complète). On lui met un vésicatoire sur la fesse gauche.

Il y avait quinze jours environ qu'il était au lit, lorsqu'il fut pris de rétention d'urine sans cause appréciable. Il était resté de quinze à dix-huit heures sans uriner, quand il fut sondé, d'ailleurs très faciment. Le lendemain, incontinence absolue : l'urine s'écoule goutte à goutte ; la sensation du besoin et les mictions volontaires n'existent plus : le malade urine, sans être sondé, par regorgement.

Après trois mois d'état stationnaire, il se décide à entrer à Necker, le 19 mars 1882.

*Etat à l'entrée :*

*Voies urinaires.* — Canal libre, prostate modérément volumineuse ; rétention avec incontinence par regorgement ; distension de la vessie.

*Motilité.* — Peut à peine se tenir sur ses jambes en vacillant ; réflexes rotuliens non modifiés.

*Sensibilité.* — Absolument normale dans tous ses modes.

Pendant les premiers temps de son séjour, trois cathétérismes dans les vingt-quatre heures ; un lavage à la solution boriquée. Urines claires. Quelques jours plus tard, électrisation quotidienne de la portion membraneuse avec l'explorateur spécial (conducteur à boule métallique). Les douches alternent avec les bains sulfureux.

Huit à dix jours après, amélioration très sensible ; il peut conserver ses urines plusieurs heures après avoir été sondé et commence à expulser spontanément un peu d'urine. Le malade se trouve aussi plus solide sur ses jambes.

L'amélioration s'accentue. Cependant les douleurs lancinantes des deux cuisses persistent, bien qu'atténuées (vingtième jour après 'entrée). Plus de troubles urinaires. Miction naturelle.

Cependant il est encore sondé et lavé à l'acide borique une fois par jour.

On cesse l'électrisation.

Le malade marche aisément.

15 août. Il survient un peu d'incontinence en même temps que les membres inférieurs deviennent plus faibles ; le malade se tient debout avec quelque difficulté (cautérisation ponctuée le long de la colonne lombaire).

Le surlendemain, amélioration très sensible.

M. le professeur Charcot a fait à propos de ce malade une leçon clinique qui a été publiée dans le *Progrès médical* (3 mars 1883).

OBS. LXXVIII (résumée d'après le cahier d'observations de la clinique des maladies nerveuses). — Myélite encore mal déterminée. Retention, puis signes de parésie dela vessie et du sphincter.

Garnier 49 ans. — A 12 ans, une roue de voiture lui passe sur le dos ; au bout d'un mois le rétablissement est complet.

Entre à la Salpêtrière service de la clinique le 2 janvier 1883.

En avril 1882, rétention subite sans motif ; sondé au bout de vingt-quatre heures, puis cathétérisme répété 3 fois par vingt-quatre heures pendant quinze jours ; au bout de ce temps, la miction redevient normale, et sa santé n'éprouve aucun trouble ; les érections avaient disparu depuis deux ans.

6 septembre 1882. Il est pris subitement dans la rue, de malaise, de titubation, sueurs, il doit se cramponner pour ne pas tomber ; cependant il peut rentrer chez lui avec l'aide de quelqu'un, et se met au lit.

La rétention d'urine reparaît ce même jour ; on le sonde de nouveau, les urines sont troubles ; sans odeur.

Bientôt surviennent des frémissements, puis des véritables secousses dans les membres inférieurs, qui se raidissent sitôt qu'il essaie de marcher : ses pieds s'embarrassent l'un dans l'autre et il tombe fréquemment.

En octobre 1882 apparaît une douleur en demi-ceinture, constrictive ; cette douleur paraît partir des troisième et quatrième paires lombaires, et aussi des dixième et onzième dorsales. Les vertèbres dorsales sont un peu sensibles à la percussion. Pas d'anesthésie.

*Membres inférieurs.* — Pas de troubles de sensibilité ; pas de raideur au repos. S'il se lève, ses jambes se raidissent, surtout à gauche, et se mettent dans l'extension.

Réflexes tendineux exagérés ; trépidation épileptoïde plus prononcée à gauche ; la flexion de la cuisse gauche sur le bassin est impossible. La flexion de la jambe sur la cuisse n'a lieu que par un artifice, pour remédier à l'affaiblissement des fléchisseurs, en faisant plier la jambe par son propre poids.

Dès février 1882, il avait noté la perte de la vue de l'œil gauche, et le 15 décembre même année, M. Parinaud y avait constaté l'existence d'une névrite optique légère.

Depuis son entrée, il a pris chaque jour 0 gr. 40 de seigle ergoté et 2 à 3 grammes de bromure de potassium.

La douleur en demi-ceinture a diminué.

Il peut se sonder moins souvent que par le passé ; il a cependant des besoins fréquents, il urine peu chaque fois, et quelquefois malgré lui. La jambe gauche est moins raide.

Obs. LXXIX. — Hémiplégie. Rétention suivie d'incontinence.

Etienne Ch..., 36 ans. Hôpital Laënnec. Service de M. Ferrand. Salle Beau, 1. Entre à l'hôpital pour une dyspepsie avec gastralgie.

Vers le commencement du mois de septembre il est pris brusquement, mais sans apoplexie, d'une hémiplégie droite, avec aphasie. Pendant les dix jours qui suivent cet accident, il a une rétention d'urine qui nécessite le cathétérisme deux fois par vingt-quatre heures. On constate, en le sondant, l'existence d'un rétrécissement peu étroit, laissant passer facilement une sonde n° 12 (filière Charrière). On ne dilata pas ce rétressissement.

Au bout de dix jours, ils commence à uriner dans son lit, puis après quelque temps, il pût uriner dans son urinoir; actuellement la miction est normale.

Obs. LXXX. — Hémiplégie. Aphasie. Miction inconsciente.

Dav.. (Rosalie), 65 ans. Hôpital Laënnec; service de M. Ferrand. Salle Quesnay, 9.

Hémiplégie droite et aphasie datant de plusieurs mois, ramollissement probable siégeant sur l'hémisphère gauche du cerveau,

Contracture des membres supérieurs depuis deux mois.

L'aphasie est en voie d'amélioration, elle était complète au début.

Pas d'anesthésie.

On nous dit d'abord que la malade perd constamment ses urines et ses matières.

Un interrogatoire plus circonstancié vient démontrer que la malade n'urine pas constamment, goutte à goutte, mais qu'elle vide sa vessie de temps en temps, à plusieurs heures d'intervalle, sans le vouloir et sans avoir senti le besoin.

Obs. LXXXI. — Hémiplégie. Aphasie. Miction involontaire.

Gen... (Annette), 60 ans. Hôpital Laënnec. Service de M. Ferrand Salle Quesnay, 21.

Hémiplégie droite ancienne, aphasie. Il y a de la contracture des membres supérieurs, depuis trois mois. Pas d'anesthésie.

Elle affirme qu'elle sent le besoin d'uriner, mais ne peut se retenir le temps suffisant pour prendre un vase ; aussi urine-t-elle presque toujours dans son lit.

Obs. LXXXII. — Hémiplégie (Syphilis cérébrale). Mictions inconscientes ; puis mictions fréquentes et difficiles.

Duch..., 37 ans; entre le 14 décembre 1883, salle Saint-Louis, n. 23, dans le service de M. Millard.

Il est d'une bonne santé habituelle. Il a eu des fièvres intermittentes en Afrique, d'où il est revenu en 1876. Depuis, quelques retours de la fièvre.

Blennorrhagie en 1872. Chancre induré, suivi de plaques muqueuses et d'éruption sur le corps, en 1873. Traitement mercuriel de six semaines. Pas d'administration d'iodure de potassium.

Il affirme qu'il est assez sobre et ne se grise guère que tous les deux ou trois mois.

Le 10 décembre, sans qu'il y ait eu aucun prodrome, aucune céphalalgie; il est pris en travaillant, à quatre heures du soir, d'un étourdissement avec faiblesse subite; il tombe, mais ne perd pas connaissance, sauf peut être pendant un court instant ; on le relève et on le rapporte chez lui; il était hémiplégique du côté droit (bras et jambe): il avait en même temps de la déviation de la face, (il dit que la bouche était tirée à gauche). Il ne pouvait pas parler du tout.

Il affirme avoir perdu ses urines pendant les deux premiers jours, par des mictions inconscientes qui survenaient toutes les quatre ou cinq heures. Les jours suivants, il avait des besoins fréquents, mais cependant, chaque fois la miction était difficile et il devait attendre parfois plusieurs minutes avant de la mettre en train. Il se sentait incapable de faire un effort d'expression. Il sentait bien l'urine s'écouler.

Le 15 décembre, état actuel. Hémiplégie droite, Mouvements

presque nuls dans le bras et la jambe. Hémianesthésie complète : membres, face, et tronc. La température, le toucher ne sont pas perçus du côté droit. Le côté droit de la face est encore parésié. Rien du côté du voile du palais, ni de l'orbiculaire. La vue, l'ouïe, le goût, l'odorat sont très affaiblis du côté droit.

Le 10 décembre. Persistance des besoins fréquents de miction avec une certaine difficulté à les satisfaire.

Obs. LXXXIII. — Alcoolisme. Saturnisme. Méningo-encéphalite subaiguë. Hémiplégie. Mictions inconscientes.

Gambette, 37 ans, peintre ; entre le 17 septembre 1383, salle Saint-Louis, n. 23, dans le service de M. Millard.

Syphilis Il y a une dizaine d'années. Alcoolisme invétéré. Il se vante de boire quelquefois dix absinthes en un jour.

Il a eu plusieurs fois des coliques de plomb.

Depuis plusieurs semaines, céphalalgie ; anorexie. Le matin du 17 septembre, en se levant, il ne peut se tenir debout, trébuche et tombe ; on l'amène à la consultation, quelques heures après ; il peut se tenir sur ses jambes, mais il marche comme un ataxique, jetant ses jambes de droite et de gauche ; sa parole est très embarrassée, il bredouille, mais arrive cependant à se faire comprendre : il est en proie à une certaine excitation cérébrale, mais ne déraisonne pas à proprement parler.

La sensibilité est conservée sur toute la surface cutanée. La pupille gauche est plus étroite que la droite.

Si on le fait lever, on constate qu'il marche déjà mieux que le matin ; mais il a une tendance à tourner à droite.

Les réflexes sont exagérés ; la force à peu près normale aux deux bras. Son urine contient un peu d'albumine.

Il présente un liseré plombique des gencives, avec gingivite. Bruit de galop à la pointe du cœur. Matité et absence de bruit respiratoire à la base droite, disparaissant insensiblement de bas en haut. Bronchite à gauche.

Le 18 septembre. Même excitation cérébrale, même état que la veille ; il n'y a pas de paralysie marquée, mais il y a toujours la même tendance à se porter à droite. Léger délire le soir et dans la nuit.

Le 19 septembre. Le matin, il tombe de son lit, on le relève avec une hémiplégie gauche incomplète, il peut faire de petits mouvements des doigts et du pied, mais ne peut mouvoir le membre en totalité.

Quand il parle, le côté gauche de la face reste presque immobile.

La tête est tournée du côté droit, et il est difficile de lui faire franchir la ligne médiane pour la tourner à gauche.

Sensibilité normale, pupille toujours plus étroite à gauche qu'à droite.

Intelligence en partie conservée, il répond aux questions. Mais il perd bientôt son idée et ne tarde pas à déraisonner.

Le 20. Légère contracture du côté gauche.

Il urine plusieurs fois dans son lit; dans l'intervalle de ces mictions, il ne se fait aucun suintement d'urine par l'urèthre.

Une heure environ après une de ces mictions inconscientes, on constate par la pression et la palpation que la vessie est vide et par le cathétérisme on n'en retire que quelques grammes.

Il continue à uriner dans son lit de temps en temps et à expulser de la même façon les matières fécales jusqu'au moment de la mort.

Le 21. Il tombe dans un état demi comateux ; c'est aujourd'hui le côté droit de la face qui paraît le plus paralysé et se laisse soulever par la respiration stertoreuse.

Mort dans la soirée.

*Autopsie.* — *Encéphale* : La pie-mère de la convexité est épaisse, résistante, rouge, légèrement adhérente aux circonvolutions ; au niveau des scissures, elle prend une coloration grise, opaque ; en plusieurs points, elle est infiltrée sur le trajet des vaisseaux par un exsudat solide, verdâtre, fibrino-purulent.

Ces lésions sont bilatérales et ont leur maximum d'intensité au niveau de la moitié antérieure de la convexité du cerveau, au-devant du sillon de Rolando.

Quand on enlève la pie-mère, les circonvolutions restent semées de points rouges, isolés, qui ne disparaissent pas par le passage d'un courant d'eau. Si on fait différentes coupes de l'encéphale, on ne trouve aucune lésion en foyer, mais partout un piqueté rouge congestif.

Reins normaux à l'œil nu. Foie : cirrhose lobulaire déjà assez accentuée.

Poumons. Congestion du côté gauche, splénisation vers la base ; à droite congestion encore plus prononcée. Pas d'épanchement pleural.

Cœur. Aucune lésion importante.


Obs. LXXXIV. — Hémiplégie gauche. Mictions presque normales.


Val. André, âgé de 75 ans, entre le 27 avril 1883, salle Saint Louis, nº 4, dans le service de M. Millard.

24 avril. Il tombe pendant la journée sans connaissance, après quelques minutes de vertige. Il reste seulement cinq minutes sans connaissance, puis il s'est trouvé paralysé du côté gauche.

*Etat actuel* : Paralysie motrice complète du côté gauche, face et membres.

Sensibilité intacte, réflexes diminués.

Déviation de la langue, d'ailleurs très saburrale. Somnolence.

*Cœur*. —Battements irréguliers (74), Pas de bruits de souffle. Athérome artériel très marqué.

Râles de bronchite.

Albuminurie légère.

9 mai. OEdème des membres et du tronc du côté gauche, surtout en dehors.

27 mai. Erysipèle au côté gauche de la face.

6 juin. Il peut retenir ses urines et n'urine que cinq ou six fois par jour, autant à peu près le matin; n'urine dans son lit que quand l'urinal est hors de sa portée ou qu'on tarde à le lui donner.

Obs. LXXXV. — Hémiplégie (Etat apoplectique). Miction inconsciente.

X..., cocher, entré le 30 juillet 1883, salle Saint-Louis, n° 17 bis, dans le service de M. Millard.

Première attaque il y a vingt-deux ans. Il est tombé de son siège vers onze heures du matin. Il arrive à midi ne pouvant parler.

Il ne répond à aucune question, n'obéit à aucun ordre de mouvement.

Les membres de droite obéissent aux mouvements communiqués et si on les pique, ils cherchent à se dérober; l'excitation plantaire a le même résultat.

Il n'y a pas de flaccidité des membres du côté droit, mais une sorte de contracture non permanente, qui s'exagère sitôt qu'on veut produire un mouvement, aussi bien au membre inférieur qu'au supérieur.

Si on pique les muscles avec une épingle et qu'on chatouille la plante du pied, il se produit (avec un certain retard pour la piqûre) des mouvements réflexes brusques et peu étendus, mais pas de mouvements d'échappement; piquant la main droite, le bras à plusieur-reprises, il s'échappe un peu par un mouvement de glissement sur le tronc et la main gauche vient à son secours. Déviation de la face, paralysie à droite, pupilles égales, pas de déviation conjuguée. Rien au cœur. Athérome peu marqué.

Miction inconsciente. L'urine s'écoule abondamment à intervalles à peu près réguliers, espacés de plusieurs heures; rien ne coule par le méat en dehors de ces moments.

Obs. LXXXVI. — Hystérie. Rétention par spasme de l'urèthre.

(Observation copiée textuellement dans le registre de la Cliniques des maladies nerveuses (Salpêtrière).

Lesu..., 22 ans. Il y a deux ans, sensation de boule au cou, battements de cœur.

Pendant trois semaines, la malade eut un gonflement de l'abdomen qui disparut après d'abondantes évacuations de gaz par l'anus.

Depuis deux mois, ce gonflement du ventre est revenu ; il paraît y avoir alternative entre la tympanite et la réplétion de la vessie.

La malade urine mal : elle éprouve le besoin d'uriner, mais ne peut arriver à expulser que quelques gouttes d'urine ; la miction est interrompue brusquement par une sorte de spasme qui arrête tout à coup le jet d'urine. La malade est venue à la Salpêtrière il y a une semaine, elle était restée pendant vingt-quatre heures sans uriner, le besoin d'uriner se faisait moins sentir et la miction était aussitôt arrêtée par le spasme. Une fois qu'elle fut sondée, la sonde fut enserrée par un spasme qui l'immobilisa dans le canal de l'urèthre.

Pas d'autres troubles nerveux, pas d'anesthésie.

Bien réglée, quelques douleurs lombaires.

Elle a été électrisée il y a cinq jours, elle a été très courbaturée et a expulsé pendant la nuit trois vases de nuit d'urine. Le gonflement du ventre a diminué.

3 mars. La percussion du ventre révèle une matité hypogastrique presque absolue.

Obs. LXXXVII. — Sclérose en plaques. Dysurie.

Land..., 30 ans. Entré le 12 novembre 1833 dans le service de M. Millard, à l'hôpital Beaujon, salle Saint-Louis, 1.

Il avoue avoir fait des excès alcooliques.

A l'âge de 19 ans, il a eu des plaies multiples au pourtour de l'anus.

A 24 ans, il aurait eu un chancre.

Il fait remonter le début de sa maladie actuelle au mois de juillet 1881, mais il se rappelle que pendant les deux années qui ont précédé cette époque, il était pris parfois d'un tremblement intense et involontaire des membres, surtout dans les membres inférieurs ; ce tremblement survenait en général sous l'influence de la colère ou d'une émotion quelconque. Il avait parfois des étourdissements.

Le 14 juillet 1881, il est pris brusquement pendant la nuit d'une sorte de paraplégie ; il s'était couché bien portant ; à trois heures du matin, il se réveille, veut se lever et tombe : il avait les jambes complètement impotentes, les bras en partie seulement. A neuf heures du matin, la paralysie semblait complète aux quatre membres, il ne souffrait pas : la parole était abolie, la bouche était déviée du côté droit. Pas d'anesthésie.

Au bout d'un mois environ, il a pu se servir un peu de ses membres supérieurs ; puis la parole est revenue ; puis quelques mouvements ont reparu dans les membres inférieurs.

La constipation était opiniâtre, il n'y a jamais eu de selles involontaires.

Il y eut, au début, une grande difficulté de miction : il restait quelquefois un quart d'heure avant de réussir à uriner. Il n'a jamais eu besoin d'être sondé. Il avait nettement la sensation du besoin de miction.

Cet état de dysurie a diminué progressivement sans disparaître complètement.

Actuellement, tantôt il urine facilement, tantôt il est encore obligé grands efforts. Il n'a jamais perdu son urine malgré lui.

Au moment de son entrée, on constate que la force est un peu au-dessous de la normale dans les quatre membres, mais égale dans les deux côtés.

Il y a par moments un peu de contracture dans les membres supérieurs, mais pas de tremblement.

Les membres inférieurs sont le siège d'une contracture permanente des extenseurs et aussi des adducteurs de la cuisse, qui s'exagère sitôt qu'on les touche ; le malade affirme que parfois la contracture cesse complètement, quand il est couché, tranquille, sans personne autour de lui.

Les membres inférieurs sont fréquemment pris d'une trépidation très violente, qu'on provoque immédiatement en portant le pied dans flexion.

Les réfléxes sont exagérés.

La marche est impossible, car dès que le malade est debout, la contracture dans l'extension forcée s'exagère, ainsi que la contracture des adducteurs de la cuisse, et la trépidation augmente encore.

La sensibilité est partout normale.

Du côté de la face, la bouche est déviée à droite, ainsi que la pointe de la langue. La déviation de la face s'accentue quand le malade parle.

f La voix est creuse, pénible, à la fois gutturale et nasonnée, lente, mais non scandée. Il n'y a rien d'anormal du côté du voile du palais, jamais de dyspnée ni de cornage. Il avale parfois de travers en buvant.

Pas de nystagmus, ni de strabisme.

Il sort le 21 décembre, nullement amélioré par un traitement antisyphilitique. Il a encore de temps en temps de la difficulté pour uriner.

Obs. LXXXVIII. — Sclérose en plaques. Rétention spasmodique.

Boust., Alex., 42 ans. Hospice Bicêtre, service de M. Debove, salle Perdiguier, n° 7.

Je reconnais la malade pour l'avoir vu pendant un an à Laënnec, en 1880, dans le service de M. Ball, dont j'étais l'interne. Le diagnostic de mon maître était, dès cette époque, sclérose en plaques cérébro-spinale.

Il est à Bicêtre depuis septembre 1882 ; son état s'est légèrement amélioré ; au lieu d'être constamment confiné au lit, il se lève et et peut marcher un peu avec des béquilles malgré la contracture persistante des membres inférieurs. Il souffre de la tête moins violemment qu'en 1880. Il aurait eu en 1881 plusieurs attaques épileptiformes.

Au début de sa maladie, en 1879, étant à l'Hôtel-Dieu, il a eu de la rétention d'urine et a dû être sondé pendant quinze jours ; depuis ce temps, il a toujours uriné d'une façon normale.

En présence des contractures musculaires qui constituent le principal symptôme de sa maladie, et à cause du peu de durée de la rétention qui n'a laissé aucune trace, je suis fondé à admettre qu'il a eu un spasme du sphincter membraneux.

Obs. LXXXIX. — Sclérose en plaques. Rétention par spasme du sphincter

(Recueillie par M. Martha, externe des hôpitaux.)

Geyter Vital, ajusteur, âgé de 48 ans, est entré le 22 décembre 1880. Salle Velpeau, n° 19, dans le service de M. Damaschino.

La maladie a débuté par des troubles de la vue ; bientôt engourdissement et fourmillements dans les membres inférieurs. Quelques mois plus tard affaiblissement des jambes et troubles dans la marche. Les jambes sont raides, surtout quand le malade cherche à exécuter des mouvements

Nystagmus très prononcé.

Aujourd'hui la marche est presque impossible; les membres intérieurs sont le siège de contractures telle que si le malade est couché et qu'on cherche à le soulever par une jambe, on soulève toute la partie inférieure du corps.

Tremblement moins marqué dans les membres supérieurs.

Pas de troubles de la parole bien marqués. Exagération des réflexes, épilepsie spinale, etc...

Jusqu'au mois de février 1882, le malade ne présentait pas de troubles urinaires. Vers cette époque il lui fut impossible d'uriner un matin, et on dut pratiquer le cathétérisme plusieurs jours de suite. Le spasme uréthral était si intense que la sonde introduite dans le canal était arrêtée et pendant quelques secondes serrée de telle façon qu'il était impossible de la faire avancer davantage ni de la retirer : en même temps les membres inférieurs étaient le siège de contractures très intenses.

Au bout d'un mois et demi, il put uriner facilement et on n'observa plus de rétention; mais au mois de mai après une cautérisation pratiquée le long de la colonne vertébrale avec le thermo-cautère, la rétention se manifesta de nouveau et on sonda le malade. Pendant près de quatre mois la rétention apparut, seulement, à la suite de l'application de pointes de feu, le jour ou le lendemain de la cautérisation pour cesser pendant toute la période intercalaire. Aussi le malade rattachait-il la rétention à l'application des pointes de feu. Il avait remarqué en outre que la rétention s'était aussi produite à la suite d'une émotion on d'une contrariété,

A partir de la fin de septembre, il fallut le sonder à peu près tous les jours pendant une semaine, puis la rétention ne se reproduisit plus et depuis cette époque le malade a toujours pu uriner seul.

Obs. XC. — Commotion cérébrale et médullaire. Rétention d'urine.

Dess..., 24 ans, maçon. Hôpital Beaujon, service de M. Tillaux (observation recueillie par mon collègue et ami Carlier, interne du service).

Sa santé a toujours été parfaite.

Le 10 novembre 1883, montant une échelle avec un fardeau, il manqua un échelon, et tomba en arrière d'une hauteur de un mètre environ, sur le dos. Perte de connaissance immédiate, qui dure pendant quatre heures. Il est apporté dans cet état à Beaujon.

A son entrée, il présente les symptômes d'une commotion cérébrale légère : la face est pâle, il est dans un état demi-comateux ; il peut remuer un peu les bras et les jambes.

Le lendemain matin, voilà ce qu'on constate :

Le malade a toute sa connaissance, le facies est normal, il remue facilement ses membres.

Il n'a pas de déformation de la colonne vertébrale, mais éprouve des douleurs assez vives au cou et surtout aux lombes.

Il n'a pas encore uriné depuis l'accident. En le sondant, on donne issue à deux litres d'urine normale. Le passage de la sonde est à peine senti.

La sensibilité est intacte sur le tronc et les membres supérieurs ainsi qu'aux cuisses ; mais au-dessous du genoux l'analgésie est complète : insensibilité au contact, à la température. Pas de fourmillements.

Aucun trouble de la motilité ; réflexe plantaire nul des deux côtés.

Le malade reste dans cet état pendant vingt-quatre heures environ ; pendant la journée du 11 novembre, on fut obligé de le sonder trois fois. Ce cathétérisme ayant déterminé une uréthrite très douloureuse, on y renonça le lendemain, le malade pouvant d'ailleurs uriner seul, mais avec une grande difficulté.

On lui applique des ventouses scarifiées à la région lombaire.

12 novembre. Urines légèrement teintées de sang ; il y a quelques petits caillots au fond de l'urinal.

La sensibilité est revenue dans les jambes, et un peu au pied droit, mais l'anesthésie est complète au pied gauche jusqu'à la hauteur des malléoles. Du côté droit, l'anesthésie n'existe qu'à la face plantaire.

13 novembre. Miction normale.

La sensibilité est absolument recouvrée ; encore une légère douleur lombaire, ainsi que vers le côté gauche du thorax ; rien à l'auscultation. Ventouses sèches.

14 novembre. Même état ; le soir, douleur thoracique avec tendance syncopale, qui cède à des ventouses sèches.

La guérison paraît complète à dater de ce jour.

OBS. XCI. — Commotion cérébrale. Rétention temporaire.
(Observation communiquée par mon excellent collègue et ami Hamonic, interne du service).

Boucher, Pierre, 18 ans, maçon. Hôpital Beaujon, service de M. Labbé.

Pas d'antécédents diathésiques ; il affirme n'avoir jamais fait d'excès alcooliques.

Geffrier.                                                        12

Le 7 novembre il tombe d'un sixième étage dans une maison en construction. Il prétend être certain d'être tombé sur les pieds. Il n'a pas complètement perdu connaissance sur le moment. On l'a transporté dans une pharmacie et de là à l'hôpital Beaujon, service de M. Labbé.

*État au moment de son entrée.*—Coma à peu près complet, cependant le malade, interpellé et secoué, se débat un peu. On ne trouve aucun traumatisme grave. Il n'a qu'une plaie de tête peu étendue ; pas de fracture apparente du crâne ; aucun écoulement par les narines ou les oreilles.

Le 8. A la visite du matin, état semblable. Le malade se défend fortement quand on veut l'examiner ; idées confuses, délire.

La vessie est distendue ; on apprend que le malade n'a pas uriné depuis la veille.

Une sonde en caoutchouc rouge passe facilement et donne issue à trois quarts de litre d'une urine peu foncée, sans dépôt.

Le soir, impossible de le sonder à cause de son obstination ; il se débat avec une vigueur telle qu'il faut y renoncer.

Le 9. Le malade n'a pas uriné depuis le précédent cathétérisme ; on le sonde de nouveau et on retire environ 500 grammes d'urine. Le soir, il a eu une miction naturelle peu abondante.

Le 10. Le malade urine dans son urinal plusieurs fois dans la journée ; il se lève chaque fois pour uriner debout.

Le 11. Les idées ne sont pas encore bien nettes ; il se plaint de souffrir de la tête. La miction est normale.

La force musculaire est absolument normale dans les membres inférieurs ; pas d'anesthésie.

Obs. XCII. — Commotion de la moelle ? Rétention, puis miction difficile.

Gremara (Jean), 23 ans. Hôpital Beaujon, 2ᵉ pavillon nᵒ 57. Service de M. Labbé suppléé par M. Bouilly.

6 août 1883. Il a fait une chute d'un deuxième étage ; il est tombé d'abord sur les pieds, puis le dos a porté sur le sol, la tête n'a pas porté.

Il n'y a pas eu de perte de connaissance.

La paraplégie motrice a été immédiate ; pas d'anesthésie.

Il s'est produit des douleurs fulgurantes pendant les sept premiers jours.

La rétention d'urine a été immédiate, et il fut sondé matin et soir pendant quinze jours. Il sentait fort bien le besoin de miction, et en souffrait même beaucoup quand il y avait longtemps qu'il avait été sondé ; il sortait parfois une goutte d'urine après de grands efforts.

Constipation absolue pendant les sept premiers jours.

Vers le douzième il commence à pouvoir évacuer un peu d'urine quand le besoin devient très intense, mais en faisant de violents efforts d'expulsion.

A partir du quinzième jour, on peut cesser de le sonder, mais à ce moment il ne paraît pas vider complètemeut sa vessie, malgré les pressions exercées sur le bas-ventre.

On lui fait trois lavages à l'acide borique pour combattre un peu de cystite qui s'était développée.

Depuis ce temps, la vessie se vide de plus en plus facilement ; le malade urinait seulement deux fois en 24 heures, au commencement.

A présent (11 novembre 1883) il urine quatre fois en 24 heures ; l'urine est claire ; il est encore parfois forcé d'appuyer sur son ventre pour mettre la miction en train, une fois qu'elle est commencé l'urine s'écoule facilement.

La paraplégie s'est améliorée en même temps : il peut marcher avec des béquilles depuis le mois de septembre (quarantième jour).

La force musculaire augmente progressivement dans les membres inférieurs, le droit restant plus faible que le gauche, et la vigueur est déjà considérable.

Réflexes plantaires normaux. Sensibilité normale.


Obs. XCIII. — Atrophie musculaire progressive, parésie du sphincter.


Hureau, 24 ans, Hospice de Bicêtre. Service de M. Debove, salle Denis Papin, 9.

Le début de la maladie remonte à l'âge de 11 ans.

Les membres inférieurs sont surtout atteiuts, et incapables d'un mouvement quelconque.

Les muscles du tronc sont atrophiés aussi, et il ne peut rester assis que lorsqu'il est soutenu par une large ceinture de toile à laquelle est fixée une corde pendue au plafond.

La parole est souvent inintelligible ; la déglutition se fait facilement. Il sent bien le besoin d'uriner, mais il ne peut retenir son besoin un seul instant, il doit le satisfaire de suite, sous peine d'uriner dans son pantalon, ce qui lui arrive souvent. D'ailleurs l'urine sort facilement.

Le malade dit avoir des érections presque tous les jours.

Obs. XCIV. — *Méningite tuberculeuse hémorrhagique. Incontinence d'urine à forme spéciale.*

Lai..., 20 ans, employé de ministère, entré le 16 mars 1883, salle Saint-Louis, n° 19, service de M. Millard, à l'hôpital Beaujon.

Il a travaillé à son bureau jusqu'à trois jours avant son entrée ; on n'a pas de renseignements sur ce qui s'est passé depuis.

Il porte au cou des traces de scrofule ancienne, il a encore de l'engorgement ganglionnaire à droite.

On l'apporte à huit heures et demi du matin, et jusqu'à une heure de l'après-midi, il est en proie à un délire violent. Son ventre est rétracté, un peu sensible, sans taches rosées, mais la tache meningitique s'y produit très facilement. Par moments, il se plaint de la tête.

Il a quelques râles dans la poitrine.

La température axillaire donne 38° ; le pouls 112.

Pendant l'après-midi, il tombe dans la coma. Il n'a pas eu de vomissements, ni de garde-robe, malgré 30 grammes d'huile de ricin.

Il a uriné abondamment dans son lit.

Vers quatre heures du soir, il est dans un état de résolution complet. Ses pupilles sont égales, dilatées, insensibles à la lumière.

Il continue à uriner dans son lit, non pas goutte à goutte, mais par jets, de temps en temps. Un jet s'échappe, aussitôt qu'on excite un peu la paroi abdominale ou la partie interne des cuisses, et surtout si on exerce une certaine pression à l'hypogastre. Cependant, par la palpation et la percussion, on constate que la vessie n'est aucunement distendue, et qu'elle se vide aussitôt qu'il y est arrivé une quantité même assez faible d'urine.

Il pousse par moments de grands soupirs ; la sonorité du thorax est normale.

Pas de bruits morbides au cœur ; le pouls, toujours régulier, est tombé à 80 pulsations à la minute.

Vers six heures et demie du soir, il commence à râler, est pris d'une sorte de hoquet convulsif, et rend du sang écumeux par la bouche.

La mort survient à sept heures du soir.

*Autopsie* le 18 mars, trente-six heures après la mort.

*Poumons.* — Farcis de granulations tuberculeuses aux deux sommets.

*Encéphale.* — Congestion générale très intense de la pie-mère. A la base, suffusion sanguine, sang noirâtre coagulé, formant dans l'épaisseur de la première une couche de 1 à 2 millimètres d'épaisseur, depuis le chiasma des nerfs optiques jusqu'au sillon bulbo-protubérantiel et dans le sens transversal, d'un lobe sphénoïdal à l'autre. On ne voit pas de granulations tuberculeuses le long des vaisseaux à ce niveau (s'il y en a, elles peuvent facilement passer inaperçues au milieu de cette infiltration hémorrhagique); à la convexité, on voit une seule granulation d'apparence tuberculeuse sur une branche émanée de la sylvienne.

Sur une coupe de la protubérance, on voit que l'infiltration sanguine n'est pas limitée à la première, mais pénètre dans toute l'épaisseur du pont de Varole sous forme de travées qui semblent suivre la direction des vaisseaux, et formées par du sang noir coagulé. Entre ces travées, se trouve un pointillé hémorrhagique uniforme, à pointes très rapprochés. Cette lésion occupe toute l'étendue de la protubérance.

Le vermis supérieur du cervelet présente une lésion absolument semblable, seulement les travées formées par les caillots cruoriques occupent l'interstice des lamelles.

Les pédoncules cérébraux et les pédoncules cérébelleux supérieurs, ne forment plus qu'une bouillie diffluente, au milieu de laquelle on voit de nombreux petits caillots. Cette lésion s'étend à toute la partie inférieure et postérieure des deux couches optiques, et à la portion du lobe sphénoïdal qui avoisine la fente de Bichat; elle existe aussi, mais moins prononcée à la partie la plus postérieure de la face inféférieure du lobe frontal.

Dans la région la plus externe du corps strié, lacunes périvasculaires (hémorrhagies périvasculaires dont le caillot serait détaché pendant la coupe).

L'examen histologique du cerveau et du cervelet, fait par mon excellent ami Chantemesse, au laboratoire d'anatomie pathologique du professeur Cornil, a démontré qu'il s'agissait d'une méningo-encéphalite tuberculeuse.

Cette observation se trouve dans l'excellent mémoire présenté au concours de la médaille d'or, par notre savant collègue, et sera publiée in extenso dans sa thèse inaugurale,

Obs. XCV. — *Observation d'un malade hypochondriaque spermatorrhéique avec troubles de la miction, écrite par lui-même dans tous ses détails.*

Ma mère est très nerveuse.

Tout enfant, en nourrice, maux de tête plusieurs fois.

De 4 à 6 ans, apparence de la force et de la santé.

De 7 à 15 ans, diarrhées fréquentes. (Les vers, disait-on, j'en rendais beaucoup par le bas, quelquefois par le haut.)

De 16 à 18 ans, mélancolie douce, amour exclusif de l'étude. Longues veilles en plus du travail quotidien. (Cet amour de l'étude a toujours persisté et m'absorbe encore.)

19 ans. Mélancolie, triste; bizarrerie d'esprit. Mal moral. Masturbation (4 ou 5 fois au plus dans l'espace de trois ans et demi). Constipation.

20 à 21 ans. Vie difficile (mauvais régime). Constipation opiniâtre. Maux de tête, malaise général, ennui. Commencement d'un relâchement d'urine (cependant cette faiblesse de la vessie s'était déjà fait sentir un peu antérieurement). Elle passe et revient, et viceversa. Maux de tête, perte de mémoire, hébétude, idée de suicide, conservation de l'appétit.

Ici un incident. S. V. P. — Une nuit, au lit avec une femme. Sympathie sentimentale mutuelle. Mais, chez moi, virginité, méfiance, orgueil (singulier), lutte de l'esprit contre la chair. Je ne veux rien faire, je ne fais rien. Une autre fois, même répétition; la chair parle, l'esprit refuse et l'emporte. En rentrant chez moi, je perds connaissance. Mon malaise gagne. Mon relâchement de vessie répond de plus belle (j'attribue cette rechute, à cet incident, ou aux efforts nécessités par la constipation). L'envie d'uriner me prend toutes les dix à quinze minutes suivie de douleurs vagues (irritation produite par la fréquence, sans doute.)

Pas de pertes encore. Symptômes (au moins moraux), selon moi, de l'hypochondrie.

De 22 ans 1/2 à 24 ans, je combats la constipation; rien ne fait; je n'obtiens résultat relatif qu'au bout de un an et plus.

Pendant cette intervalle, la fréquence d'uriner a quelquefois cessé tout à fait, mais pour peu de temps.

Longtemps des maux d'estomac intolérables; disparaissent peu à peu. Abdomen toujours très douloureux (mon plus grand mal), digestion très pénible. Grande faiblesse, pertes naturelles assez fréquentes, suivies de pertes inconscientes. Masturbation (23 ans 1/2), le plus souvent à intervalles éloignées, suivie toujours de dégoût (20 à 30 fois *au plus* en près de deux ans). Selle quotidienne, mais chaque fois incomplète et fiévreuse, donne peu de soulagement. Névralgies violentes et fréquentes (température froide, je crois), malaise général, idée de suicide; vois le médecin, met tout sur le compte des nerfs; ordonne bromure. Abdomen soulagé un moment; puis retour du mal; je continue. L'effet en mieux se maintient, mais trop faiblement (grands maux de tête). Vois un autre médecin : névrose, dit-il. Des douches, certaines pilules et de l'eau de Janos, comme laxatif. Un peu de mieux encore, il me semble; mais continue d'uriner fréquemment ; je le revois spécialement pour cela, a l'air de n'y rien comprendre ; m'approuve de voir une spécialité. Viens à Necker connaissant de réputation M. Guyon.

Tenir compte, je vous prie, de « l'allure d'esprit » du sujet. Beaucoup du bizarre Jean-Jacques des *Confessions* dans ce sujet-là.

Ai eu quelques rhumes (deux ou trois), un peu d'irritation de poitrine. Désirerais être ausculté, si vous le trouvez bon.

*État actuel.* (Necker, 1881.)

*Tête.* — Lourdeurs, douleurs vagues, étourdissements, éblouissements, bruissement dans les oreilles, perte de mémoire, esprit fatigué, surtout la nuit. — Douleurs dans le dos, courbature générale, chaleur brûlante dans les mains, engourdissements, douleurs aux articulations, abdomen douloureux, empâtement, constipation, mauvaise bouche, digestion pénible, sommeil lourd et agité, *envies fréquentes d'uriner* (la nuit cinq, six, sept fois), sans douleur, si je ne me retiens pas ; douleur vague après si je me retiens ; faiblesse générale (ennui ancré).

# TABLE DES MATIÈRES.




Paris. — A. PARENT, imp. de la Fac de médec., A. DAVY, successeur,
52, rue Madame et rue M le-Prince, 14.

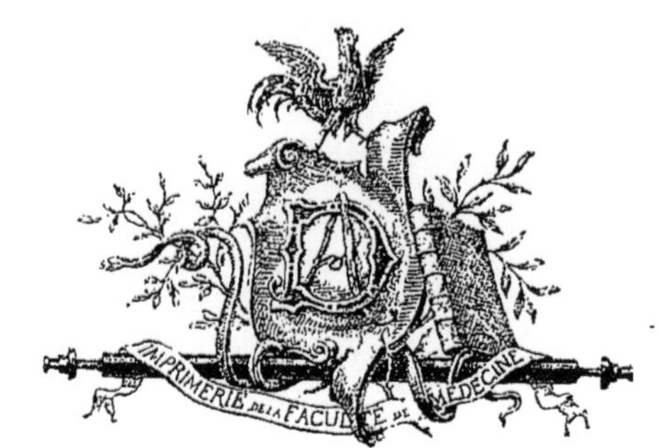
IMPRIMERIE DE LA FACULTÉ DE MÉDECINE